中国结核感染预防与控制指南

主 编　成　君　赵雁林　张　慧
副主编　张灿有　陈　卉

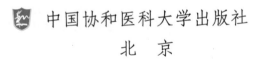
中国协和医科大学出版社
北　京

图书在版编目（CIP）数据

中国结核感染预防与控制指南／成君，赵雁林，张慧主编. —北京：中国协和医科大学出版社，2023.11

ISBN 978-7-5679-2314-0

Ⅰ.①中… Ⅱ.①成… ②赵… ③张… Ⅲ.①结核病－预防（卫生）－中国－指南②结核病－控制－中国－指南 Ⅳ.①R52-62

中国国家版本馆CIP数据核字（2023）第215184号

中国结核感染预防与控制指南

主　编：成　君　赵雁林　张　慧
责任编辑：李元君　胡安霞
封面设计：邱晓俐
责任校对：张　麓
责任印制：张　岱

出版发行：**中国协和医科大学出版社**
　　　　　（北京市东城区东单三条9号　邮编100730　电话010-65260431）
网　　址：www.pumcp.com
经　　销：新华书店总店北京发行所
印　　刷：北京天恒嘉业印刷有限公司

开　　本：710mm×1000mm　　1/16
印　　张：10.25
字　　数：170千字
版　　次：2023年11月第1版
印　　次：2023年11月第1次印刷
定　　价：79.00元

ISBN 978-7-5679-2314-0

编者名单

主　编　成　君　赵雁林　张　慧

副主编　张灿有　陈　卉

编　者（按姓氏笔画排序）

成　君　中国疾病预防控制中心

刘运喜　解放军总医院第一医学中心

许　琳　云南省疾病预防控制中心

孙庆云　重庆市公共卫生医疗救治中心

孙定勇　河南省疾病预防控制中心

孙彦波　黑龙江省疾病预防控制中心

杜明梅　解放军总医院第一医学中心

李　燕　江苏省疾病预防控制中心

李六亿　北京大学第一医院

杨　星　云南省疾病预防控制中心

杨修军　吉林省疾病预防控制中心

吴成果　重庆市结核病防治所

吴安华　中南大学湘雅医院

何　英　黑龙江省哈尔滨市依兰县结核病防治所

沈　鑫　上海市疾病预防控制中心

张　婷　重庆市结核病防治所

张　慧　中国疾病预防控制中心

张灿有　中国疾病预防控制中心

陆　伟　江苏省卫生健康委员会

陈　卉　中国疾病预防控制中心

陈　闯　四川省疾病预防控制中心

陈　静　上海市疾病预防控制中心

陈瑜晖　广东省结核病控制中心

范　君　重庆市结核病防治所

竺丽梅　江苏省疾病预防控制中心

周　琳　广东省人民医院

孟秀娟　济宁医学院附属医院

赵雁林　中国疾病预防控制中心

胡代玉　重庆市结核病防治所

胡必杰　复旦大学附属中山医院

钟吉元　重庆市结核病防治所

贺晓新　北京市疾病预防控制中心

夏　岚　四川省疾病预防控制中心

夏　辉　中国疾病预防控制中心

徐丹慧　北京大学口腔医院

徐吉英　河南省疾病预防控制中心

高晓东　复旦大学附属中山医院

前　言

　　结核病是一种经空气传播的慢性传染病，也是全球关注的重大公共卫生问题。我国是结核病高负担国家，终止结核病流行是实现"健康中国"的题中应有之义，也是维护我国经济社会稳定发展的重要保障之一。实施结核感染预防与控制措施，可通过降低空气中的传染性飞沫核浓度、减少易感人群对于传染性气溶胶的暴露，降低结核分枝杆菌的传播风险，保护人民群众身体健康，降低结核病负担。

　　世界卫生组织于2019年发布了新版《结核感染预防与控制指南》，并于2023年发布了《世界卫生组织结核病操作手册模块1：预防——感染预防与控制》，用于替代2009年版指南，新指南更加重视将各种感染预防与控制措施作为一个干预包，强调实施系统的、综合的、不同层级的感染预防与控制措施的重要性，从而加强感染预防控制，降低结核传播风险。在世界卫生组织新指南的基础上，结合我国结核病防治感染控制工作实际和实践经验，中国疾病预防控制中心结核病预防控制中心组织专家编写了《中国结核感染预防与控制指南》。本指南既适用于提供结核病诊疗的相关医疗卫生机构和疾病预防控制机构，也适用于综合医疗卫生机构，还可用于老年人和精神病患者等长期照护机构、羁押场所、高校等人口密集场所。

　　衷心感谢"中美新发与再发传染病合作项目"对本指南编写提供的资金支持，衷心感谢美国疾病预防控制中心驻华团队郝玲博士等专家提供技术支持，衷心感谢为本指南撰写、审校、编辑和发行做出贡献和努力的各位同仁。由于编者水平有限，不能做到尽善尽美，书中难免会有疏漏，恳请读者批评指正。

编者

2023 年 11 月

目　　录

第一章　概述·· 1

　　第一节　结核分枝杆菌特性 ·· 1

　　第二节　结核感染机制及影响因素 ·································· 2

　　第三节　结核感染预防与控制工作的重要性 ···················· 5

第二章　机构职责与个体责任 ·· 7

第三章　医院感染控制与标准预防 ······································ 10

　　第一节　疾病传播模式 ·· 10

　　第二节　医院感染的预防与控制 ···································· 12

　　第三节　标准预防 ·· 16

第四章　结核感染预防与控制策略和措施································ 32

　　第一节　组织管理 ·· 32

　　第二节　行政控制 ·· 44

　　第三节　环境控制 ·· 48

　　第四节　呼吸防护 ·· 60

第五章　不同区域的结核感染预防与控制······························ 67

　　第一节　结核病门诊相关区域 ······································ 67

　　第二节　结核病病区 ·· 74

　　第三节　结核病实验室 ·· 79

　　第四节　特殊操作的感染预防与控制 ······························ 94

　　第五节　基层医疗卫生机构 ··· 101

第六章　监控与评价·································· 103
　　第一节　内容与方法 ·························· 103
　　第二节　监控与评价工具包 ·················· 108

附录A　结核感染预防与控制工作计划模板 ·········· 109

附录B　结核感染预防与控制监控与评价工具量表 ······ 113

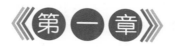

概　　述

　　结核病是由结核分枝杆菌感染引起、并经由空气传播的慢性传染病，如不加以控制容易造成社区人群传播。医疗卫生机构具有较高的结核分枝杆菌暴露风险，是开展结核感染预防与控制工作的重要场所。了解结核分枝杆菌的生物学特点、传播机制以及我国医疗卫生机构结核感染预防与控制现状，有助于加深对结核感染预防与控制的认知，提升对结核感染预防与控制工作的重视。

第一节　结核分枝杆菌特性

　　典型的结核分枝杆菌形态为细长稍弯曲或直的、两端圆钝，长 1 ～ 4μm，宽 0.3 ～ 0.6μm，单个散在，有时呈 X、Y 形或条索状。有比较坚实的细胞壁，由分枝菌酸、多糖类和肽聚糖组成，维持细菌形态。因其细胞壁含有大量脂质，一般生物染色剂不易着色。染色剂内需加入石炭酸类媒染剂，经加温或延长常温染色时间才能着色。一经着色，细菌不易被盐酸乙醇等脱色剂脱色，称为抗酸杆菌。结核分枝杆菌无菌毛和鞭毛，不形成芽胞。在电镜下观察结核分枝杆菌具有复杂结构，由微荚膜、细胞外壳、胞浆膜、胞质、间体、核糖体及中间核质构成。痰标本涂片经过抗酸染色后在 100 倍的生物显微镜下可以看到。

　　结核分枝杆菌为专性需氧菌，营养要求高，最适 pH 为 6.5 ～ 6.8，生长缓慢。初次分离需要营养丰富的培养基，常用罗氏固体培养基，内含蛋黄、甘油、马铃薯、无机盐和孔雀绿等。孔雀绿可抑制杂菌生长，便于分离和长期培养。蛋黄含脂质生长因子，能刺激生长。根据接种菌量多少，一般 2 ～ 4 周可见菌落生长。在固体培养基上菌落呈灰黄白色、干燥、颗粒状，显著隆起，表面粗糙皱缩、菜花状。在液体培养基内，于液面形成粗纹皱膜，培养基保持透明。临床标本液体培养比固体培养的阳性率高。

结核分枝杆菌对有害物的抵抗力大于其他大多数细菌。结核分枝杆菌对酸、碱、自然环境和干燥均有抵抗力，对干燥的抵抗力特别强，对酸碱抵抗力较强，但对湿热、乙醇和紫外线敏感。结核分枝杆菌细胞壁中含有脂质，对乙醇敏感，75%乙醇作用5～30分钟死亡。结核分枝杆菌在液体中加热至62～63℃，30分钟死亡。结核分枝杆菌对紫外线敏感，直接日光照射2～7小时可被杀死。紫外线可用于结核病患者衣服、书籍等的消毒。结核分枝杆菌在干燥痰内可存活6～8个月。结核分枝杆菌的抵抗力与环境中有机物的存在有密切关系，如痰液可增强结核分枝杆菌的抵抗力，因为大多数消毒剂可使痰中的蛋白质凝固，包在细菌周围，使细菌不易被杀死。5%石炭酸在无痰时30分钟可杀死结核分枝杆菌，有痰时则需要24小时；5%来苏儿无痰时5分钟可杀死结核分枝杆菌，有痰时则需要1～2小时。结核分枝杆菌对酸（3% HCl或6% H_2SO_4）或碱（4% NaOH）有抵抗力，15分钟不受影响，可在分离培养时用于处理有杂菌污染的标本和消化标本中的黏稠物质。结核分枝杆菌对1∶13 000孔雀绿有抵抗力，加在培养基中可抑制杂菌生长。以750mg/L的复方含氯消毒剂作用15分钟或500mg/L含氯复方消毒剂作用20分钟，可杀灭结核分枝杆菌。

第二节　结核感染机制及影响因素

一、感染机制

传染性肺结核患者在咳嗽、打喷嚏、唱歌、大声说话等情况下，可将含有结核分枝杆菌的飞沫播散到空气中，喷射出的飞沫受压力和黏稠度影响，大小不一。粒径较大的飞沫受重力作用快速沉降到地面，部分飞沫中的水分快速蒸发成为小的、含有固体物质残渣的飞沫核，飞沫及飞沫核本质上可以理解为液态和固态的颗粒物。飞沫核内可含结核分枝杆菌，并能在一定空间范围内的空气中飘浮较长时间，研究显示，飞沫核中的结核分枝杆菌经过6小时后仍有一半以上可以存活。飞沫核中的结核分枝杆菌仍保持一定的毒力和致病力，人体吸入后可能造成结核感染。

粒径为1～10μm的颗粒物可在空气中飘浮较长时间，因其与人体末梢支气管的直径大小相似，进入支气管后不易排出。粒径＞5μm的颗粒物（含1～10条细菌）散落于气道，通过气道的黏膜纤毛清除系统移除，包括被鼻、咽喉、气管和支气管的黏液捕捉或遭到酶的侵蚀，并随纤毛运动排出，经喷嚏、咳嗽、咳痰等动作清除体外。粒径＜5μm的颗粒物（即飞沫核，含1～3条细菌）可进入肺泡，在与机体免疫系统相互作用后，可能引发感染。

二、感染的影响因素

（一）细菌

结核分枝杆菌的变异主要包括两类，一是耐药性变异，是随机的、自发的，与药物接触与否无关，每个细菌每代的突变概率为10^{-10}～10^{-5}。病变组织内细菌数量越多，出现耐药菌的概率越高。在敏感菌群陆续被药物杀灭后，耐药菌群继续增殖成为优势菌群，给治疗造成困难，从而导致传染期延长。二是毒力变异，最典型是卡介菌。将有毒的牛结核分枝杆菌培养于含甘油、胆汁、马铃薯的培养基中，历时13年经230次接种传代后获得了几乎对人体无毒的活结核分枝杆菌株，即卡介苗。理论上，无论是耐药突变还是毒力变异，对传染性患者排出飞沫、形成飞沫核、进入易感者肺泡引发感染等过程均不造成影响，不会影响结核分枝杆菌的传播力。同时，现有研究也尚未找到支持耐药结核分枝杆菌比敏感结核分枝杆菌更易传染的有力证据。

（二）传染源

传染性肺结核患者病灶内的结核分枝杆菌量是决定感染力的最主要因素。结核病硬结灶内菌量超过100个，空洞内菌量更多，因此，肺结核空洞患者具有高度传染性。

活动性肺结核患者是否有症状及其行为也会影响其传染性。患者咳嗽、打喷嚏都会产生飞沫，其他动作如唱歌、大声说话等也会产生飞沫，但数量有所差异。传染性患者咳嗽越频繁，传染风险越高。咳嗽时护住口鼻可改变气流中大飞沫的方向，从而减少飞沫核形成。患者戴口罩同样有效。

决定感染力的另一个重要因素是患者的抗结核治疗。抗结核治疗直接作用于病灶内菌群，降低结核分枝杆菌感染力。有研究显示，经过约2周的规范化疗后，痰内的结核分枝杆菌数量急剧减少。同时也有研究表明，未治疗患者与规范治疗患者的感染力之比约为50∶1。抗结核治疗还可以减轻患者的咳嗽等症状，减少飞沫的产生，进一步降低感染力。经一周治疗后患者的咳嗽约减少40%，治疗两周后约减少65%。菌量减少加上咳嗽频率降低的联合作用，治疗两周后原始感染力下降超过99.5%。

肺结核患者的免疫状况、营养状况、并发症等可通过影响病情和治疗的效果，从而对病灶内的结核分枝杆菌数量和感染力产生影响。

（三）环境

含有结核分枝杆菌的飞沫核悬浮于空气中，有助于结核分枝杆菌的传播。在室内标准温度和湿度下，60% ～ 71%的雾化结核分枝杆菌可存活3小时，48% ～ 56%可存活6小时，28% ～ 32%可存活9小时。可通过通风和空气过滤移除感染性飞沫核，也可采用紫外线照射把飞沫核内的结核分枝杆菌杀死。

医疗卫生机构是肺结核患者会到达的场所，传染性肺结核患者在就诊或临床检查中，可在局部环境中产生感染性飞沫核，导致感染风险升高。

医疗卫生机构的设施和布局决定了空气流向是否合理，同时，医疗卫生机构的设施和布局、诊疗流程等与患者在机构内的活动区域、停留时间等密切相关，都会影响感染控制的效果。因此，医疗卫生机构局部环境的良好通风、配备紫外线消毒设备等对于保障感染控制的效果同样非常重要。

（四）易感人群

结核感染主要是由吸入带有结核分枝杆菌的飞沫核所致，所有人均易感，暴露于感染环境的时间越久，吸入的飞沫核越多，感染风险也就越高。

虽然所有个体吸入结核分枝杆菌后均有可能发生感染，但初次感染和再次感染存在明显差异。感染后机体建立细胞介导的免疫（cell-mediated immunity，CMI），获得特异性免疫力。初次感染获得的特异性免疫力能够为机体提供对外源性感染的抵抗力，但保护不完全。如果处于严重暴露，可发生再感染。但发生再感染所需的结核分枝杆菌量会增加，严重暴露有可能形成重复感染。接种卡介苗就是人工建立的无毒害初次感染，成功接种卡介苗者再次暴露于结核分枝杆菌时发生的感染属于再感染。

机体免疫力状态会影响呼吸道局部的黏膜纤毛清除系统功能，同时与细胞免疫功能相关。任何不利于机体免疫力的因素，如营养不良、抑郁、过度劳累、作息不规律、长时间进行免疫抑制剂治疗以及合并其他严重疾病等，均可能升高感染风险。

第三节　结核感染预防与控制工作的重要性

结核病是呼吸道传染病，容易传播，阻断传播难度大。现行的结核病控制策略主要是尽早发现肺结核患者，通过给予规范抗结核治疗及严格督导服药管理等最大限度治愈患者，达到控制传播的目的。在此过程中，如果感染预防与控制工作不到位，容易造成边控制边传染的局面。持续的结核传染会抵消部分防治的努力，削弱防治效果。反之，做好感染预防与控制，可有效阻断结核分枝杆菌传播，能够与结核病控制策略与措施相得益彰，促进防治工作取得更好效果。因此，结核感染预防与控制工作是结核病控制策略的一个重要组成部分。

理论上讲，传染性肺结核患者出现的场所就会存在结核感染预防与控制的问题，这些场所包括医疗卫生机构、患者家庭、工作场所、社区以及其他公共场所等。结核感染预防与控制的原理和基本要求相似，不同场所可以相互借鉴。医疗卫生机构具有天然的较高的结核分枝杆菌暴露风险，是开展结核感染预防与控制工作的重要场所。医疗卫生机构感染预防与控制工作不到位，会导致局部环境持续存在较高浓度的传染性飞沫核，导致医疗卫生机构成为结核感染的高风险场所，这不仅会造成就诊者的交叉感染，使医疗卫生机构成为结核病传播的放大器，同时，对长期在此环境中工作的医务人员的健康也会带来巨大威胁，甚至对医疗卫生专业队伍建设造成潜在影响。

目前，我国结核感染预防与控制工作存在诸多不足之处。多数地区尚未把结核感染预防与控制上升到重要工作层面，与结核病控制策略和措施同部署、同保障、同考核。我国关于医疗卫生机构结核感染预防与控制的数据有限，根据部分地区的研究结果，我国50%以上的医疗卫生机构未实施全面的结核感染预防与控制措施；虽然80%以上的机构制定了结核感染预防与控制的相关规章制度，但仅25%落实了感染预防与控制的工作经费，25%对工作场所的布局进行过感染预防与控制的评价；50%将咳嗽的就诊者与其他就诊者分开诊疗，30%采取了缩短肺结核患者在机构内停留时间的措施；多数结核病门诊和病房通风不良，部分结核病诊室和实验室紫外线照射强度不达标；约35%的结核病门诊医务人员未佩戴医用防护口罩。我国结核防治机构医务人员的结核分枝杆菌感染率和结核病发病率均位相对较高，与秘鲁、泰国、越南、巴西等发展中国家水平相近，明显高于美国、加拿大、澳大利亚等发达国家水平，医疗卫生机构结核感染控制工作亟待加强。

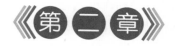

机构职责与个体责任

医疗卫生机构结核感染预防与控制工作要遵循属地化管理原则，在卫生健康和疾病预防控制行政部门的领导和疾病预防控制机构的指导下，夯实医疗卫生机构的主体责任，强调医疗卫生机构工作人员和就医者的个体责任，建立健全多部门合作参与的工作机制，共同持续推进医疗卫生机构的结核感染预防与控制工作。

一、卫生健康和疾病预防控制行政部门

1. 建立和完善本辖区的结核感染预防与控制工作组织架构，成立感染预防与控制工作领导小组，建立机构间协调工作机制。

2. 将结核感染预防与控制工作实施状况纳入各机构的年度目标考核，制订并落实奖惩机制和措施。

3. 组织制订本辖区的结核感染预防与控制工作发展规划，为各医疗卫生机构落实结核感染预防与控制所需的经费、设施设备和人力发展等提供支持。

4. 组织开展辖区内的各医疗卫生机构结核感染预防与控制工作情况的督导与考核。

二、疾病预防控制机构

1. 在卫生健康行政部门的指导下，制订本辖区结核感染预防与控制工作计划和医疗卫生机构内结核感染暴发事件应急处置预案。

2. 组织开展结核感染预防与控制培训。

3. 为辖区内各级各类医疗卫生机构、下级疾病预防控制机构和基层医疗卫生机构提供技术指导。

4. 在卫生健康行政部门领导下，对辖区内的各级各类医疗卫生机构开展

结核感染预防与控制工作的督导和评价。

5．落实本机构开展结核感染预防与控制工作所需的经费和设施设备。

6．制订和落实本机构结核病门诊和/或实验室的结核感染预防与控制工作计划。

三、县级及以上医疗卫生机构

1．将结核感染预防与控制工作纳入本机构整体的院内感染工作之中。

2．保障执行感染预防与控制工作计划和措施所需的经费、设施设备和专业技术人员。

3．开展工作人员的年度体检，监测结核感染和发病情况。

4．开展新入职员工和在岗员工的结核感染预防与控制培训，并参加疾病预防控制机构组织的相关培训。

5．制订和落实本机构各区域的结核感染预防与控制工作计划。

6．定期开展本机构各区域的结核感染预防与控制工作实施状况的监控与评价，根据评价结果更新结核感染预防与控制工作计划。

7．接受卫生健康行政部门组织的现场督导与考核、疾病预防控制机构的技术指导。

四、基层医疗卫生机构

1．建立健全本机构的结核感染预防与控制工作制度。

2．保障执行感染预防与控制工作计划和措施所需的经费、设施设备和专业技术人员。

3．开展工作人员的年度体检，监测结核感染和发病情况。

4．开展新入职员工和在岗员工的结核感染预防与控制培训，并参加疾病预防控制机构组织的相关培训。

5．制订和落实本机构的结核感染预防与控制工作计划。

6．对辖区内的结核病患者开展第一次入户访视时，对其居住环境进行结核感染风险评估，对患者及其家庭成员开展宣传教育，做好居家感染预防与控制。

7．定期开展本机构的结核感染预防与控制工作实施状况的监控与评价，接受疾病预防控制机构的现场督导与评估。

8．接受卫生健康行政部门组织的现场督导与考核、疾病预防控制机构的技术指导。

五、个体

完善的结核感染预防与控制工作制度和措施需要个体落实，同时"每个人是自己健康的第一责任人"，个体责任在结核感染预防与控制工作中不能缺位。

（一）医疗卫生机构工作人员

1．严格执行和落实本机构的结核感染预防与控制工作制度、计划和措施。

2．参加结核感染预防与控制相关的培训。

3．做好结核感染预防与控制相关设施设备的管理与维护。

4．督促本机构结核感染控制措施的落实与改进。

5．做好自身症状监测，按时参加体检。

（二）就诊者及陪同人员

1．做好呼吸卫生，遵守咳嗽礼仪，佩戴口罩，不随地吐痰。

2．遵守预检分诊、就医流程、住院管理和探视等制度，听从工作人员指挥，不到无关区域随意走动。

3．活动性肺结核患者要遵医嘱坚持规律全程服药，要尽量避免前往公共场所，确需外出时佩戴医用外科口罩，减少乘坐公共交通工具。

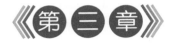

医院感染控制与标准预防

医疗卫生机构在为就诊者提供医疗服务时，面临着感染性疾病交叉传播和感染暴发流行的风险。医院感染控制是预防和控制感染性疾病传播、杜绝医源性感染发生、防范化解感染暴发风险、保障医疗质量和医疗安全的重要手段。标准预防则是为了保护就诊者安全和预防职业暴露而采取的针对所有就诊者和医务人员的基本预防感染措施。在做好标准预防的基础上，医疗卫生机构还需要根据不同疾病的传播途径，采取有针对性的额外预防控制措施。

第一节　疾病传播模式

传播途径是指病原体从传染源排出后、侵入新的易感宿主前，在外界环境中所经历的全部过程。传染性疾病可通过一种或多种途径传播。在外界环境中的病原体必须借助一定的物质，如水、空气、食物、蚊虫、土壤等才能进入易感宿主体内，这些物质被称为传播因素或传播媒介。传染病的传播主要有两种方式，即垂直传播和水平传播。垂直传播是指病原体通过母体直接传给子代。水平传播是指病原体在外环境中借助传播因素实现人与人之间的传播。

最常见的疾病传播途径包括空气传播、飞沫传播和接触传播。

1. **空气传播**

空气传播（airborne transmission）指由悬浮于空气中、长时间保持感染性且能远距离传播（＞1m）的飞沫核通过空气流动而导致的疾病传播。飞沫核是直径＜5μm、干涸的飞沫残留物，由在空气中失去水分而剩下的蛋白质和病原体组成。飞沫核可随气流在空气中长时间飘浮，即使没有与传染病患者面对面接触，易感者也可因吸入携带传染因子的飞沫核造成感染。

肺结核患者在咳嗽、打喷嚏、大声说话或唱歌时，会产生呼吸性飞沫。

在呼吸性飞沫沉降之前，水分挥发后可形成干涸的飞沫核，在空气中长时间飘浮，并随空气流动可扩散至整个空间，造成结核病的传播。

2. 飞沫传播

飞沫传播（droplet transmission）指含有大量病原体的飞沫（＞5μm）在患者呼吸、打喷嚏或咳嗽时经口鼻排入环境，在短距离（1 m）内通过易感人群的口、鼻黏膜或眼结膜等引起感染而导致的传播。飞沫直径通常超过5μm，吸入后不会到达肺泡。由于大的飞沫迅速降落地面，小的飞沫在空气中短暂停留，因此飞沫传播主要累及传染源周围的密切接触者。飞沫传播在人口密集且通风较差的公共场所，如车站、公共交通工具、电梯、临时工棚等较易发生，是对环境抵抗力较弱的流感病毒、百日咳鲍特菌和脑膜炎双球菌等常见的传播方式，亦为新型冠状病毒感染（简称新冠感染，COVID-19）的主要传播方式。

3. 接触传播

接触传播（contact transmission）指通过手、媒介物直接或间接接触，病原体突破黏膜屏障进入体内或通过破损皮肤感染导致的传播，是最为常见的传染病传播模式。经接触传播通常分为直接接触传播和间接接触传播两种。

（1）直接接触传播（direct contact transmission）指在没有外界因素参与下，易感者与传染源直接接触而导致的疾病传播，如性病、狂犬病等。

（2）间接接触传播（indirect contact transmission）指易感者接触了被病原体污染的物品所造成的传播。污染物品是指被传染源的排泄物或分泌物污染的日常生活用品，如毛巾、餐具、门把手、玩具等。因此，这种传播方式又称为日常生活接触传播。手的污染在此类传播中起着重要作用。许多肠道传染病、体表传染病（如疥疮）及某些人兽共患病均可通过间接接触传播。

一些呼吸道传染病，如流感、新型冠状病毒感染等，除主要经飞沫传播外，也可通过接触被污染的物品后接触口腔、鼻腔或眼部获得感染，即间接接触传播。

间接接触传播传染病的流行特征：①病例多呈散发，但可在家庭或同住者之间传播而呈现家庭和同住者中病例聚集的现象。②卫生条件差、卫生习惯不良的人群中病例较多。

除上述三类常见的传播途径分类外，对外界抵抗力较强的病原体，如结核分枝杆菌和炭疽杆菌芽胞还可以通过经尘埃传播的方式传播，即含有病原体的飞沫或分泌物以及排泄物落在地面，干燥后随尘埃悬浮于空气中，易感者吸入后可感染。

气溶胶传播（aerosol transmission）是另一种传染病传播模式分类方法，是指通过在特定情况（如气管插管等）下产生的小粒子气溶胶而造成的短距离传播。气溶胶（aerosols）是指悬浮于气体介质中、粒径一般为 0.001～100μm 的固态或液态微小粒子形成的相对稳定的分散体系。一般情况下，粒径＞5μm 的颗粒会快速沉降到地面，但在室内空气流速超过颗粒物终末沉降速度的情况下，粒径＜100μm 的气溶胶粒子仍可以在空气中悬浮。

根据疾病传播特点，气溶胶传播可以分为三类：①专性气溶胶传播，即在自然条件下，易感者仅通过吸入小粒子气溶胶的方式发生感染，代表性疾病如结核病。②优先气溶胶传播，即疾病可以经过多种途径传播，但小粒子气溶胶是占据主导地位的传播途径，代表性疾病如麻疹和水痘。③机会性气溶胶传播，是指通常经其他途径造成感染传播，只有在特定情况下才可能通过小粒子气溶胶传播，例如，在相对密闭的环境中长时间暴露于高浓度气溶胶情况下，新型冠状病毒存在经气溶胶传播的可能；诺如病毒感染患者的呕吐物和粪便气溶胶化，被易感者吸入和吞咽后也可造成疾病传播。

一些与医疗相关的操作，例如气管插管及相关操作、实验室操作（痰涂片、痰培养、分离菌株、菌种鉴定、药物敏感性试验等）、介入治疗、心肺复苏、支气管镜检查、吸痰、引痰、咽拭子采样、尸检以及采用高速设备（如钻、锯、离心机等）的操作等，均能产生气溶胶，也可造成疾病的空气传播。

第二节　医院感染的预防与控制

做好医院感染预防与控制工作是保障医疗质量和医疗安全的底线要求，是医疗卫生机构在开展诊疗活动中必须履行的基本职责。各级各类医疗卫生机构要切实加强医院感染管理，严格落实医院感染预防与控制的相关法律法规、规章制度及技术标准，采取有力、有效的措施，提高感染性疾病诊疗能力，预防和控制感染性疾病在机构内的传播，杜绝医源性感染的发生，防范化解感染暴发的风险，保障医疗质量安全。根据医疗卫生机构实际情况，要细化具体制度措施，加强全过程的感染管理工作。

一、医院感染的定义

医院感染指住院患者在医院内获得的感染，包括在住院期间发生的感染或在医院内获得出院后发生的感染，但不包括入院前已感染或入院时已处于潜伏期的感染。医院工作人员在医院内获得的感染也属于医院感染。

需要强调的是，医务人员因工作获得的感染应判定为医院感染，如诊疗护理结核病患者的工作人员因职业暴露而感染结核，但潜伏感染的复燃不属于医院感染的范畴，如由于机体免疫功能降低导致潜伏感染病原体激活而发生水痘-带状疱疹病毒感染、结核病等。

二、医院感染管理的主要内容

（一）建立感染预防与控制分级管理组织体系和管理制度

根据国家的医院感染预防与控制的相关法规与规范，医疗卫生机构应建立层级合理、专兼结合、分工明确、运转高效的感染预防与控制分级管理组织体系，并有效开展工作。感染预防与控制分级管理组织体系的各层级主体包括：医院感染管理委员会、感染预防与控制管理部门、临床科室感染预防与控制管理小组、感染预防与控制专/兼职人员。结合医疗卫生机构实际情况，建立本机构的感染管理制度。重点部门/科室应根据本部门/科室感染发病的高危因素与预防控制工作重点，建立本部门/科室的感染管理制度，如支气管镜室应建立感染预防与控制管理制度，包括结核病或特殊感染性疾病患者的内镜消毒处理制度，并规范落实。

（二）开展各类工作人员的培训与教育

应对医疗卫生机构不同层级、不同岗位的各类人员开展针对性、系统性、连续性的感染预防与控制基础知识、基本理论和基本技能的培训。制订培训大纲和培训计划，保证每人每年至少参加1次感染预防与控制相关法律法规、知识和技能的专项培训。教育引导全体工作人员践行"人人都是感控实践者"的理念，将感染预防与控制的理念和要求融入诊疗活动全过程、全环节、全要素之中。

（三）开展医院感染监测

建立医疗卫生机构内感染监测及报告管理制度并严格落实，及时发现医院感染病例，分析发生医院感染的危险因素，采取针对性的预防控制措施，持续改进感染预防与控制工作。医疗卫生机构应开展重点科室/部门和重点环节的目标性监测。

（四）及时发现和规范处置感染暴发

建立感染暴发报告、调查和处置的规章制度和工作预案，明确各部门在感染暴发报告及处置工作中的职责，做到分工明确、反应迅速、管理规范，提高感染暴发的防控和处置水平。医院感染暴发是医院感染危害性的集中体现，2%～10%的医院感染以暴发的形式发生，医院感染暴发是医疗质量安全的恶性事件，发生疑似感染暴发或暴发后，医疗卫生机构必须按照规定及时报告上级卫生健康行政部门。

（五）建立医疗卫生机构内传染病相关感染预防与控制管理制度

医疗卫生机构要建立传染病相关的感染预防与控制管理制度，做好机构内的传染病疫情监测、报告、预防和控制工作。要严格执行传染病预检分诊制度，做到"早发现、早诊断、早报告、早隔离、早治疗"。医疗卫生机构不具备相应的救治条件时，应当规范采取就地隔离及转诊至有能力救治的医疗卫生机构等措施。根据传染病的特点，对收治的传染病患者采用有针对性的措施阻断传播途径，防止传染病传播；做好疫点管理，及时进行终末消毒，按规范做好医疗废物处置。

（六）建立标准预防措施执行管理制度

标准预防是医院感染预防与控制工作的重要组成部分，措施主要包括手卫生、隔离、环境清洁消毒、诊疗器械/物品清洗消毒与灭菌、安全注射等。医疗卫生机构应当加强资源配置与经费投入，以保障标准预防措施的落实；医疗卫生机构中各部门和医务人员要自觉、有效、规范地执行标准预防措施的规范性要求。感染预防与控制管理部门应对医务人员落实标准预防措施的情况开展督导和检查，并进行考核记录。

（七）建立医务人员感染性病原体职业暴露相关管理制度

医疗卫生机构要建立医务人员感染性病原体职业暴露的预防、处置和上报的管理制度。根据感染预防与控制工作的实际需要，为医务人员提供数量充足、符合规范要求的用于防范职业暴露风险的设备设施、个人防护用品以及其他的支持和保障措施。

三、常见的医院感染问题

1. 基层医疗卫生机构的医院感染组织管理体系不健全，感染预防与控制分级管理制度不完善。部分医疗卫生机构的医院感染管理专职人员数量不足，医院感染管理工作由医疗、护理、质控部门兼职人员负责。

2. 缺乏对医务人员的感染预防与控制专业知识的有效培训。医院感染管理专职人员很少参加医院感染管理及相关学科的继续医学教育培训班或专业学术交流会，对新知识和新规范的学习和理解不充分；医务人员的医院感染知识不足，感染预防与控制意识淡薄。

3. 医院感染暴发报告意识不强，调查控制能力欠缺。大部分医疗卫生机构发生医院感染暴发事件后，存在隐瞒不上报或在上级检查时才上报的情况。因此，目前由医疗卫生机构主动报告的医院感染暴发非常少，而经媒体等曝光的暴发事件大多已失去早期控制的最佳时机，感染暴发造成的后果非常严重。

4. 存在传染病的迟报和漏报现象。由于医疗卫生机构医生的日常诊疗工作量大、诊疗能力存在较大差异、传染病报告意识不强等，导致传染病报告的首诊负责制落实不佳，传染病报告存在迟报和漏报现象。据调查，近年全国医疗卫生机构的传染病漏报率接近25%，其中实验室检查结果为阳性的传染病病例漏报率最高，肺结核的漏报率位居前3位。

5. 医疗卫生机构感染预防与控制的基础设施、设备配备不足。快速手消毒剂和干手器材严重缺乏，导致医务人员手卫生执行率较《医务人员手卫生规范》的要求相差甚远。结核病诊疗相关的医务人员应佩戴医用防护口罩，而部分结核病专科医院和综合性医院医用防护口罩配备不足，或医务人员佩戴依从性差。医务人员在诊治结核病患者时佩戴医用防护口罩的现状不容乐观，增加了医务人员因职业暴露而感染结核分枝杆菌的风险。

6. 医务人员职业卫生安全防护管理不完善。大量研究显示，医务人员的结核感染率明显高于普通人群，其感染风险与工作场所暴露和感染预防与控制措施落实不到位有关。应积极推动医务人员职业卫生向规范化、专业化发展，使其获得良好的职业防护，减少职业暴露的机会。同时，发生职业暴露后得到有效的处理，可降低传染性疾病感染的危险，保障医务人员的职业安全。

第三节　标　准　预　防

一、概述

标准预防（standard precautions）是保护医务人员安全的重要策略，也是预防职业暴露的重要措施。所谓标准预防，即将所有患者的血液、体液、排泄物、分泌物（不包括汗液）、非完整皮肤、黏膜等都认为具有感染性，预计暴露时需采取包括手卫生、手套、隔离衣、口罩、防护眼镜、面罩以及安全注射等在内的一系列预防措施，还需采取措施防止在处理被感染性体液污染的仪器或物品时以发生感染传播，如可重复使用的设备用于其他患者之前应规范地清洁、消毒或灭菌，并将接触隔离、飞沫隔离、空气隔离作为额外的措施。我国于2000年将标准预防编入卫生部颁布的《医院感染管理规范（试行）》（卫医发〔2000〕431号），2003年后又相继颁布了多项涉及标准预防内容的法律法规，如2004年的《医务人员艾滋病病毒职业暴露防护工作指导原则》、2006年的《医院感染管理办法》、2019年的《医疗卫生机构感染预防与控制基本制度（试行）》和2023年的《医院隔离技术标准》等。

（一）定义

标准预防是针对医院所有患者和医务人员采取的一组预防感染的措施，其制定是基于所有患者的血液、体液、分泌物（不包括汗液）、非完整皮肤和黏膜等均可能含有感染性因子这一设定。

标准预防的目的不仅是防止血源性疾病的传播，同时也防止非血源性疾病的传播。标准预防强调双向防护，既要防止疾病从患者传播至医务人员，同时也要防止疾病从医务人员传播至患者。标准预防措施应在所有医疗卫生机构常规使用，也是最低限度的感染预防与控制措施。

（二）主要措施

包括手卫生、使用个人防护用品（personal protective equipment，PPE）、呼吸卫生/咳嗽礼仪、环境清洁消毒、医疗废物处理、安全注射、主动免疫和预防性治疗。

二、手卫生

（一）定义

手卫生是医务人员在从事职业活动过程中洗手、进行卫生手消毒和外科手消毒的总称。这一措施也可作为进入医疗卫生机构的其他人员和普通大众预防接触传播疾病的参考。

（二）洗手与卫生手消毒的指征

1. 下列情况应洗手。

（1）当手部有血液或其他体液等肉眼可见的污染时。

（2）可能接触艰难梭菌、肠道病毒等对速干手消毒剂不敏感的病原微生物时。

2. 下列情况应洗手和/或使用手消毒剂进行卫生手消毒。

（1）接触患者前。

（2）清洁、无菌操作前，包括进行侵入性操作前。

（3）暴露患者体液风险后，包括接触患者黏膜、破损皮肤或伤口、血液、体液、分泌物、排泄物、伤口敷料等之后。

3. 手部没有肉眼可见的污染时，宜使用手消毒剂进行卫生手消毒。

4. 下列情况时医务人员应先洗手，然后进行卫生手消毒。

（1）接触传染性疾病患者的血液、体液和分泌物，以及被传染性病原微生物污染的物品后。

（2）直接为传染性疾病患者进行检查、治疗或护理，以及处理传染性疾病患者污物之后。

（3）接触患者后。

（4）接触患者周围环境后，包括接触患者周围的医疗相关器械、用具等物体表面。

（5）摘脱口罩等个人防护用品后。

（三）医务人员洗手方法

1. 在流动水下，使双手充分淋湿。

2. 取适量洗手液（肥皂），均匀涂抹至整个手掌、手背、手指和指缝。

3. 认真揉搓双手至少15秒，应注意清洗双手所有皮肤，包括指背、指尖和指缝，六步洗手法具体步骤如下（图3-1）。

（1）内：掌心相对，手指并拢，相互揉搓（图3-1A）。

（2）外：手心对手背沿指缝相互揉搓，交换进行（图3-1B）。

（3）夹：掌心相对，双手交叉指缝相互揉搓（图3-1C）。

（4）弓：弯曲手指使关节在另一手掌心旋转揉搓，交换进行（图3-1D）。

（5）大：右手握住左手拇指旋转揉搓，交换进行（图3-1E）。

（6）立：五个手指尖并拢放在另一手掌心旋转揉搓，交换进行（图3-1F）。

4. 在流动水下彻底冲净双手，使用纸巾擦干，取适量护手液护肤。

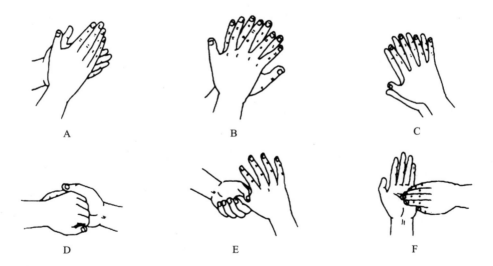

图3-1　六步洗手法

（图片来源于《医务人员手卫生规范》WS/T 313—2019）

三、个人防护用品

个人防护用品（PPE）是指一系列的屏障设备和呼吸设备，可单独或联合使用，用以保护黏膜、呼吸道、皮肤以及衣物避免接触到感染性物质。

PPE包括口罩、护目镜或防护面屏、手套、隔离衣、医用防护服、防护鞋套和防护鞋、防水围裙和帽子等，其选择主要基于患者的具体情况以及可能的传播途径，应掌握"标准预防"的基本原则，并根据疾病传播途径采取适当的额外预防措施。可能接触患者体液和血液的操作必须戴手套，手部皮肤破损或接触血源性病原体污染的血液和体液时宜佩戴双层手套，操作完毕脱去手套后立即洗手，必要时进行手消毒。在诊疗操作过程中，可能发生血液、体液飞溅到面部时，应佩戴医用外科口罩、护目镜或防护面屏；可能发生血液、体液大面积飞溅或者污染到身体时，还应穿戴具有防渗透性的隔离衣或防水围裙。

（一）口罩

可用于保护医务人员、患者及其家属等，避免其脸部特别是口鼻接触到感染性物质。口罩在预防职业暴露发生中的作用已经得到许多研究的证实。口鼻黏膜对进入的传染性物质非常敏感，在进行气管内吸痰、气管插管、助产、胸外心脏按压等可能产生血液、体液、分泌物、排泄物喷溅的操作时，均需要佩戴口罩以预防呼吸道暴露。要根据不同操作选择相应的口罩，并依照规范正确佩戴与摘脱。

1. 口罩的类型和适用情况

（1）一次性使用医用口罩：应符合《一次性使用医用口罩》（YY/T 0969—2013）的要求。由于一次性使用医用口罩仅要求细菌过滤效率不小于95%，没有要求针对颗粒物的过滤效率和对血液的阻隔作用，也无佩戴密合性的要求。因此，推荐公众在非人员密集的公共场所使用。

（2）医用外科口罩：应符合《医用外科口罩》（YY 0469—2011）的要求。标准的医用外科口罩分3层，外层有阻水作用，中层有过滤作用，近口鼻的内层用以吸湿。医用外科口罩的细菌过滤效率应不小于95%，对0.3μm非油性颗粒的过滤效率应不小于30%，适用于进行外科手术、激光治疗、牙科治疗等诊疗操作时佩戴。

（3）医用防护口罩：应符合《医用防护口罩技术要求》（GB 19083—

2010）的要求，对非油性0.3μm颗粒的过滤效率应不低于95%，同时还应具备表面抗湿性、合成血液阻断性能等要求。接触传染性肺结核患者时，医务人员需佩戴医用防护口罩。

2. 口罩佩戴方法

（1）外科口罩佩戴方法：①将口罩罩住口、鼻及下巴，口罩下方带系于颈后，上方带系于头顶中部。②将双手指尖放在鼻夹上（不要用一只手捏鼻夹），从中间位置开始，用手指向内按压，并逐步向两侧移动，根据鼻梁形状塑造鼻夹。③根据颜面部形状，调整系带的松紧度。

（2）医用防护口罩佩戴方法（图3-2）：①拿取合适型号的医用防护口罩，检查口罩有无破损。②一手托住防护口罩，有鼻夹的一面向外。③将医用防护口罩罩住口、鼻及下巴，鼻夹部位向上紧贴面部。④用另一只手将下方系带拉过头顶，放在颈后双耳下，再将上方系带拉至头顶中部。⑤将双手指尖放在金属鼻夹上，从中间位置开始，用手指向内按鼻夹，并分别向两侧移动和按压，根据鼻梁的形状塑造鼻夹。⑥进行密合性检查，用双手完全遮住口罩，快速大力呼气/吸气，如空气从口罩边缘溢出，即佩戴不当，须重新调整鼻夹和口罩系带，直至不漏气为止。

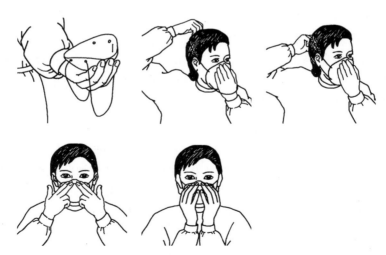

图3-2　医用防护口罩佩戴法

（图片来源于《感染预防技术要求　第1部分：个人防护用品使用规范》DB31/T 689.1—2020）

3. 使用口罩的注意事项

（1）在佩戴医用外科口罩时，要区分口罩内外面。一般来说，深颜色为外面，浅色为内面，金属条（鼻夹）在上、褶皱向下的一面为外面。

（2）更换口罩的时机：出现以下任一情形，均需更换。①口罩受到患者血液、体液以及其他感染性因子污染时。②口罩破损时。③呼吸阻力明显增加时。④口罩佩戴时间＞4小时。⑤口罩潮湿。

（3）脱摘口罩时，一定要在相对安全的环境中进行，不要接触口罩前面（污染面），用手捏住口罩系带丢至医疗废弃物容器内。

（二）护目镜和防护面屏

护目镜是一种用于封闭或保护眼睛及眼周的护眼装置，主要是防止血液、体液或飞沫等进入眼睛。防护面屏可用来替代护目镜，但防护面屏还可保护脸部除眼睛以外的其他部位。一项对多中心手术进行监测的研究结果显示，50.5%的防护面屏上有肉眼可见的血液污渍，经孔雀石绿染色后发现，被污染的防护面屏高达66.0%；其中36.6%喷溅在防护面屏的眼部位置，37.8%在眼周位置，57.0%在口罩部位。按照发生血液暴露的风险由高到低排序为主刀医生（83.5%）、第一助手（68.5%）和洗手护士（46.0%）。另有研究报道，面部血液、体液污染的发生率在经尿道的前列腺切除术中为100%、在心血管手术中为79%、在剖宫产手术中为68%、在耳鼻喉科手术中为18%。因此，在手术中使用护目镜或防护面屏十分有必要。

1. 使用指征

（1）医务人员在进行可能发生患者血液、体液、分泌物等喷溅的诊疗操作时。

（2）医务人员为患者进行可能产生气溶胶的操作时，如气管插管、心肺复苏、支气管镜检查、吸痰、咽拭子采样、尸检及采用高速设备（钻、锯、离心机等）等。

（3）消毒供应中心、内镜中心等部门医务人员清洗诊疗器械时。

（4）为确诊或疑似经空气传播的传染性疾病患者进行气管切开、气管插管、非密闭式吸痰等操作时，有条件的情况下可使用正压防护面屏或电动送风过滤式呼吸器进行面部防护。

2. 使用注意事项

（1）防护面屏与护目镜不应同时使用。

（2）可重复使用的护目镜或防护面屏使用后应及时进行清洁消毒，一次性使用的护目镜或防护面屏使用后按照感染性医疗废物处置。

（3）在佩戴护目镜或防护面屏前应检查是否有破损，佩戴装置是否有松脱。

（4）在佩戴护目镜前，建议先进行防雾处理，避免使用中影响视线。

（5）在摘脱护目镜或防护面屏后要及时进行手卫生。

（三）手套

手套是PPE的一部分，是保护医务人员和患者不被病原体感染的重要用具。有研究显示，使用手套进行医疗操作可使皮肤的血液接触率从11.2%降低至1.3%，使用手套可以减少非空心锐器（如刀片、实心针头）表面46%～86%的血液污染；使用双层手套可以降低内层手套破损概率，内层手套的穿孔概率低至3.1%，明显低于外层手套的15%。但佩戴双层手套的舒适度低，工作人员发生过敏的概率升高，因此，在实际工作中，要根据工作危险度决定是否佩戴双层手套。佩戴手套并不能100%保护佩戴者，一项随机对照研究发现，仅有8%的医务人员能意识到自己佩戴的手套穿孔，因此，摘脱手套后要立即进行手卫生。

1. 手套类型和使用指征

根据诊疗操作的使用要求不同，手套分为清洁手套和无菌手套。不同的清洁手套应分别符合《一次性使用医用橡胶检查手套》（GB 10213—2006）《一次性使用聚氯乙烯医用检查手套》（GB 24786—2009）或《一次性使用非灭菌橡胶外科手套》（GB 24787—2009）的要求，无菌手套应符合《一次性使用灭菌橡胶外科手套》（GB 7543—2020）的要求。

接触患者的体液、分泌物、排泄物、呕吐物或接触污染物品时应佩戴清洁手套。医务人员进行手术和换药等无菌操作、接触患者破损皮肤和黏膜时应佩戴无菌手套。

2. 手套使用方法

（1）佩戴无菌手套的方法（图3-3）：①打开手套包，一手掀起口袋的开口处。②另一手捏住手套翻折部分。③掀起另一只袋口，以佩戴着无菌手套的手指插入另一只手套的翻边内面，将手套戴好。④然后将手套的翻转处套在工作衣袖外面。

（2）摘脱手套的方法（图3-4）：①用佩戴着手套的手捏住另一只手套污染面的边缘将手套脱下。②佩戴着手套的手握住脱下的手套，用脱下手套的手捏住另一只手套清洁面（内面）的边缘，将手套脱下。③用手捏住手套的内面丢至医疗废物容器内。

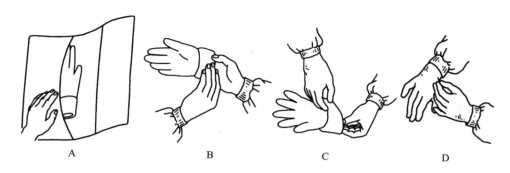

图3-3 佩戴无菌手套的方法

（图片来源于《感染预防技术要求 第1部分：个人防护用品使用规范》DB31/T 689.1—2020）

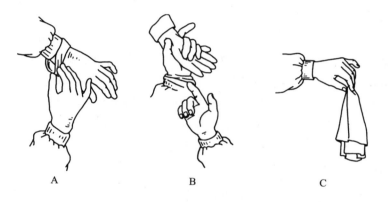

图3-4 摘脱手套的方法

（图片来源于《感染预防技术要求 第1部分：个人防护用品使用规范》DB31/T 689.1—2020）

3. 使用手套的注意事项

（1）诊疗护理不同的患者之间应更换手套。

（2）操作完成后脱去手套，应按规定程序与方法洗手，必要时进行手消毒。戴手套不能替代洗手。

（3）操作中发现手套破损时，应及时更换。

（4）佩戴无菌手套时，应防止手套污染。

（5）通常情况下不建议使用多层手套进行防护。如使用双层手套，建议内层选择深色手套，外层选择浅色手套，便于及时发现外层破损并更换。

（6）丁腈手套能够耐受清洗消毒剂等化学损害，清洁消毒时推荐使用。

（四）医用隔离衣

根据标准预防和基于传播途径的预防措施，为保护医务人员手臂和外露的身体，避免衣物被血液、体液及其他传染性物质污染，应使用隔离衣。进入骨髓移植病房等保护性环境进行诊疗、护理时应穿无菌防护隔离衣进行保护性隔离。

1. 医用隔离衣的类别

（1）医用普通隔离衣：目前尚无国家及行业标准，可参照中国生物医学工程学会发布的团体标准《一次性医用普通隔离衣》（T/CSBME 018—2020），供医院预检分诊、发热门诊或其他科室（区域）工作的医务人员使用。标准防护隔离衣材料的抗渗水性要求≥18cmH$_2$O。

（2）医用防护隔离衣：目前尚无国家及行业标准，可参照中国生物医学工程学会发布的团体标准《一次性医用防护隔离衣》（T/CSBME 017—2020），供医院隔离留观病区（房）、隔离病区（房）和隔离重症病区（房）的医务人员使用，避免接触血液、分泌物、排泄物和其他感染性物质。高性能防护隔离衣的关键区域如手臂、胸前的接缝处应有阻断微生物穿透的性能，关键防护区域及接缝处的抗渗水性要求≥100cmH$_2$O。

（3）可重复使用医用隔离衣：可重复使用医用隔离衣的性能指标与标准防护隔离衣和高性能防护隔离衣的要求一致。目前医院使用的普通棉布隔离衣达不到标准防护隔离衣的阻隔和防水性能要求，不能作为合格的隔离衣使用。通过了国家药品监督管理部门关于高性能防护阻隔和防水性能的检测验证、并取得医疗器械注册备案的可重复使用医用隔离衣，可在临床工作中推广应用。

2. 使用指征

（1）诊治经接触传播感染性病原体的确诊患者或疑似患者、定植患者及其周围环境时，如多重耐药菌感染者。

（2）可能受到患者血液、体液、分泌物、排泄物的大面积喷溅或污染时，如对结核病患者进行气管镜检查。

（3）对实行保护性隔离的患者进行诊疗、护理操作时，如大面积烧伤患者、骨髓移植患者等。

3. 使用注意事项

（1）医用隔离衣分为一次性使用和可重复使用，一次性使用隔离衣使用后应按照感染性医疗废物处置。可重复使用医用隔离衣使用后，必须严格按照产品说明书进行清洗消毒，重复使用次数要符合产品说明书的规定。

（2）在诊疗、护理经接触传播的感染性疾病（如肠道传染病、多重耐药菌感染等）患者或接触患者周围生活环境时应穿医用隔离衣；近距离（＜1m）接触呼吸道传染病患者也应穿医用隔离衣；在骨髓移植病房、重症监护病房、大面积烧伤患者病房等保护性环境进行诊疗、护理时，需穿无菌医用隔离衣进行保护性隔离。

（3）符合《患者、医务人员和器械用手术单、手术衣和洁净服　第2部分：性能要求和试验方法》（YY/T 0506.2—2016）的手术衣，有干湿态阻断微生物穿透性能和抗渗水性指标的具体要求，也能起到医用隔离衣的防护效果，在无法获得医用隔离衣时可作为其替代品。

（4）由于隔离衣具备液体阻断的作用，不建议医务人员在医用隔离衣外再加套防水围裙进行加强版的液体阻隔。

（5）穿隔离衣前应检查隔离衣有无破损，发现有渗漏或破损应及时更换，穿脱时应注意避免污染。

（五）医用防护服

防护服是医务人员在接触甲类或按甲类传染病管理的传染病患者时所穿的防护用品。防护服可防御物理、化学和生物等外界因素伤害，保护人体，为医务人员在接触具有潜在感染性患者的体液、分泌物和空气中颗粒物等时提供阻隔与防护作用。防护服应具有良好的防水、抗静电、过滤效率等功能，无皮肤刺激性，穿脱方便，结合部严密。

1. 医用防护服的类别

（1）一次性使用医用防护服：应符合《医用一次性防护服技术要求》（GB 19082—2009），具有液体阻隔性能（抗渗水性、透湿量、抗合成血液穿透性和表面抗湿性）、抗断裂性、过滤效率等。

（2）重复性使用医用防护服：国家市场监督管理总局已立项制定《重复性使用医用防护服》行业标准，液体阻隔性能与《医用一次性防护服技术要求》（GB 19082—2009）一致，并对阻隔传染性因子穿透性能进行分级；同时要求重复性使用医用防护服的制造商必须提供清洗消毒方法和最低复用次数。

2. 医用防护服的使用指征

（1）接触甲类或按甲类管理的传染病确诊或疑似患者时。

（2）接触经空气或飞沫传播的传染性疾病患者，可能受到患者血液、体液、分泌物、排泄物喷溅时。

3．穿脱方法

（1）穿防护服：连体或分体防护服，应遵循先穿下衣，再穿上衣，然后戴好帽子，最后拉上拉链的顺序。

（2）脱防护服：①脱分体防护服时，应先将拉链拉开。向上提拉帽子，使帽子脱离头部。脱袖子、上衣，将污染面向里放入医疗废物袋。脱下衣，由上向下边脱边卷，污染面向里，脱下后置于医疗废物袋（图3-5）。②脱连体防护服时，先将拉链拉到底。向上提拉帽子，使帽子脱离头部，脱袖子；由上向下边脱边卷，污染面向里直至全部脱下后放入医疗废物袋内（图3-6）。

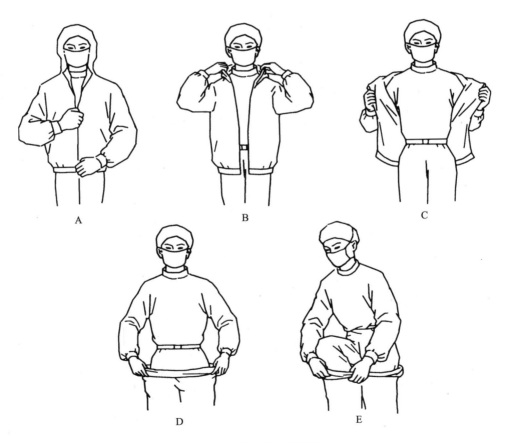

A   B   C

D   E

图3-5　脱分体防护服法

（图片来源于《感染预防技术要求　第1部分：个人防护用品使用规范》DB31/T 689.1—2020）

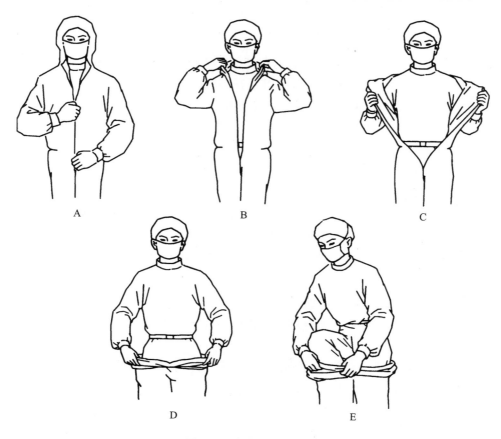

图3-6　脱连体防护服法

（图片来源于《感染预防技术要求　第1部分：个人防护用品使用规范》DB31/T 689.1—2020）

4. 医用防护服使用注意事项

（1）尽管《医院隔离技术标准》（WST 311—2023）中明确提出接触甲类传染病或者按照甲类管理的传染性疾病患者时应穿戴医用防护服，但医务人员是否使用医用防护服与诊疗操作的暴露风险高低和疾病传播途径有关。因此，并不是接触所有的甲类或者按照甲类管理的传染性疾病患者都需要穿戴防护服，比如接触霍乱患者时，穿戴符合规范的隔离衣即可。结核病主要经空气传播，在有体液暴露风险时可以使用隔离衣，没有必要使用防护服。

（2）穿医用防护服前应检查有无破损，发现有渗漏或破损应及时更换；脱卸时应注意避免污染手部、脸面部皮肤，并避免脱卸时扬尘。

（3）重复性使用防护服应严格按照产品说明书进行清洗消毒，不能擅自改变清洗消毒方法，并在说明书规定的使用次数内复用。

（六）防护鞋套和防护鞋

鞋套可防止工作鞋、袜受到患者体液、血液、分泌物和排泄物的污染，避免医务人员的足部、腿部直接接触潜在感染性污染物。防护鞋主要用于保护医务人员足部免受锐器伤或血液等的伤害。

1. 医用防护鞋套和防护鞋的选择与使用

医用防护鞋套应符合《一次性使医用防护鞋套》（YY/T 1633—2019）的要求，用于医务人员在室内接触体液、分泌物、排泄物和呕吐物等具有潜在感染性污染物时所使用。普通医疗卫生机构医务人员不建议穿防护鞋套。从传染病房的潜在污染区进入污染区或从隔离/留观病房的缓冲间进入病室时，可考虑加穿防护鞋套。在手术室、产房、消毒供应中心等部门，当可能发生血液飞溅，或使用各类锐器、针头可能会使脚部受到污染或发生锐器伤时，应穿防护鞋。

2. 医用防护鞋套使用注意事项

（1）防护鞋套应具有良好的防水性能，并一次性使用。不能使用普通无纺布制作的鞋套。

（2）医务人员从污染区回到潜在污染区前，应在缓冲间脱掉防护鞋套，避免对潜在污染区的污染。

（3）防护鞋套使用中如有破损，应及时更换。

（七）防水围裙

防水围裙分为重复使用围裙和一次性使用围裙。在医务人员身体前面可能受到患者的血液、体液、分泌物或其他污染物喷溅，进行复用医疗器械的清洗时，应穿防水围裙。另外，医疗废物收集人员在收集医疗废物时也应穿防水围裙，避免出现因废物袋包装破损而导致的职业暴露。

使用重复使用围裙时，每次使用后应及时清洗与消毒。遇有破损或渗透时，应及时更换。一次性使用围裙应一次性使用，受到明显污染时应及时更换。

（八）帽子

分为布制帽子和一次性使用医用防护帽。一次性使用医用防护帽应符合《一次性使用医用防护帽》（YY/T 1642—2019）的要求，适用于医务人员在接触含潜在感染性污染物时佩戴。

进入污染区和洁净环境前、进行无菌操作时应佩戴帽子。医务人员如佩戴帽子，应保持其清洁，需每次或每天更换与清洁。一次性帽子应一次性使用。帽子被患者血液、体液污染时，应立即更换。

四、呼吸卫生/咳嗽礼仪

存在呼吸道感染征象的所有人员应严格遵守呼吸卫生/咳嗽礼仪，不仅能降低院内感染的发生风险，对防止结核病的社区传播具有重要的公共卫生意义。

呼吸卫生/咳嗽礼仪的具体措施包括：①呼吸道感染者应佩戴医用外科口罩。②咳嗽、打喷嚏时使用纸巾或手肘遮掩口鼻。③接触呼吸道分泌物后及时进行手卫生。④与他人交谈时应保持至少1米的距离。

呼吸卫生/咳嗽礼仪不仅是医务人员需要遵守，患者更需要遵守。但在实际工作中发现，大部分结核病患者都不清楚如何正确执行咳嗽礼仪，因此，医务人员对患者进行正确的健康教育显得至关重要。

五、环境清洁消毒

对容易被病原微生物污染的环境表面加强清洁消毒，可以减少病原体通过环境传播。

医疗卫生机构应制订环境表面清洁、消毒的工作制度，对容易被病原微生物污染的环境表面应加强清洁并消毒；对邻近患者的物品（如床栏杆、床头桌等）和高频接触物体表面（如门把手、盥洗间内部及周围表面等），其清洁消毒的频次应较其他区域更高。

六、设备、织物清洁与消毒和医疗废物管理

被患者血液、体液污染的器械、设备应规范清洗消毒后方可用于下一位患者。消毒和灭菌之前应使用去污剂去除器械/设备上的有机物。医务人员对器械/设备进行清洁消毒时，应根据污染程度穿戴合适的个人防护用品。同时，要针对器械/设备的特点和材质等不同选择合适的消毒/灭菌方式进行处理。患者使用后的织物应安全地包装、转运并洗涤。收集、包装污染的织物时应尽量避免抖动，以避免污染空气、物体表面和患者。处理织物时要穿戴

合适的个人防护用品，避免污染物与人体及衣物直接接触。

要规范医疗废物的管理：①使用符合要求的锐器盒，锐器盒应防刺破且防渗漏，尺寸以能容纳各种锐器为宜，并加盖管理。②使用后的锐器应及时放入耐刺的锐器盒中。③医疗废物箱到3/4满时应及时密封。④丢弃锐器时应先检查锐器盒，确定锐器盒未装满且无针头突出。⑤禁止二次分拣医疗废物。⑥在所有可能产生锐器的场所均应配备锐器盒，确保其触手可及，避免锐器转移中发生职业暴露。⑦锐器盒放置的位置应醒目、方便、高度适宜。⑧锐器盒、医疗废物包装袋在转运过程中应密闭，避免内容物外漏或溢出。⑨医疗废物应分类收集，由有资质的单位进行处置。

七、安全注射

在诊疗过程中，注射针头、缝合针、各种穿刺针等医疗锐器均可能导致操作人员皮肤损伤，安全注射是防止针刺伤发生的重要措施。

（一）安全器具的种类

安全器具（safety-engineered devices，SEDs）是指用于抽取动静脉血液、其他体液或注射药物等的无针或有针的装置，通过内在的工程设计可以降低职业暴露的风险。锐器通过安全性设计变为使用后屏蔽锐器或者没有锐器风险的装置，包括所有可以降低污染锐器导致锐器伤风险的器具。

安全器具按照功能主要分为：安全型采血器具、安全型注射器具、安全输液器具、安全型锐器收集盒、安全型安瓿开启套、安全锐器邮寄盒、安全针具毁形装置和血标本运送盒。

2000年美国颁布了《针刺安全与预防法案》，各州也相继出台安全器具相关的各类法案。安全器具的强制推行，极大程度地降低了医务人员血液性职业暴露的风险。该法案通过后，2001年美国手术科室人员锐器伤发生率下降34%。安全器具推广使用，可以预防近70%的医务人员锐器伤。

此外，2000年世界卫生组织、联合国儿童基金会等国际组织开始致力于推广使用自毁式注射器，因其可自动毁型，可杜绝交叉感染及疾病的医源性传播。安全式注射器在自毁式注射器基础上，又增加了对医务人员的保护，医务人员使用前无需经过大量培训，但其缺点是结构复杂、制造成本高。

（二）注意事项

1. 应视所有患者均具有传染性-经血源传播疾病的潜在风险，进行针刺操作时应采取标准预防措施。

2. 通过培训增强职业安全意识，把预防针刺伤和预防血源性病原体感染纳入护理风险管理与控制计划中。

3. 使用过的一次性针头在处理前不能弄弯、剪断、破损、翻新、不能从一次性注射器上移除，或进行其他的手工操作。一定要丢弃在密闭、防扎和防漏的器皿中。

4. 针刺伤发生后采取相应预防措施（一挤、二冲、三消毒、四报告）。

八、主动免疫/预防性治疗

对于在医疗卫生机构内不同工作岗位的医务人员，可根据预期可能且接触频繁的感染因素，采取主动免疫或者预防性治疗的方法，从而降低医务人员感染、发病及进展为重症和死亡的风险。以下主要针对结核病的主动免疫和预防性治疗进行阐述。

（一）疫苗/免疫生物制品

卡介苗是截至目前唯一的结核病预防疫苗，属于我国免疫规划第一类疫苗，无接种禁忌的新生儿均需要接受预防接种。卡介苗对粟粒型结核和结核性脑膜炎等儿童重症及肺外结核有较好的预防效果，但其保护效率随着年龄的增长逐渐减弱消失。

（二）结核潜伏感染者预防性治疗

我国是结核病高负担国家，医务人员在工作中接触确诊或疑似肺结核患者的机会较多，其发生结核分枝杆菌感染和结核病的风险高于一般人群。对新近感染的医务人员可进行化学预防性治疗或免疫预防性治疗，以降低其发病风险。

国家药品监督管理局于2021年批准了我国自主研发的注射用母牛分枝杆菌（微卡）上市，具有双向免疫调节的作用，可使结核潜伏感染人群发生结核病的风险降低50%以上，可用于结核潜伏感染者的预防性治疗。

《第四章》

结核感染预防与控制策略和措施

在标准预防的基础上，还应基于疾病不同的传播模式采取针对性的感染预防与控制措施。作为经空气传播的慢性传染病，结核感染预防与控制框架由组织管理和3种控制措施组成，3种控制措施包括行政措施、环境控制及呼吸防护，这些措施不应被当作孤立的、分散的单一措施，而应作为一种系统的、复合的方法综合实施，以加强感染预防与控制工作实施效果，切实降低结核分枝杆菌的传播风险。

第一节　组织管理

组织管理主要包括制订相关政策和计划、评估感染风险、实施监控与评价等，为3种控制措施的有效实施提供保障。在不同层级的地区和各类医疗卫生机构中均应开展相应的组织管理活动。

一、地区层面的组织管理

（一）建立结核感染预防与控制工作体系

各级应建立健全结核感染预防与控制的管理组织，成立结核感染预防与控制领导小组和技术小组，由卫生健康行政部门牵头，疾病预防控制机构和医疗卫生机构实施具体的感染控制措施。

领导小组由卫生健康行政部门、疾病预防控制机构和结核病定点医疗机构等相关机构的领导组成，负责本级结核感染预防控制工作的组织、协调、督导与考核，将结核感染预防与控制措施的实施情况及其效果纳入各机构的年度考核。

技术小组由疾病预防控制机构和结核病定点医疗机构能力较强的感染管理人员、临床医务人员等相关专家组成，负责本级结核感染控制的技术指导，组织专业培训，实施监控与评价等工作。

（二）建立结核感染预防与控制管理机制

卫生健康行政部门组织制订本级结核感染预防与控制工作管理机制，定期召开工作例会，实行通报制度。各机构指定一名人员，负责与相关单位的联络和沟通协调工作。

（三）组织制订结核感染预防与控制计划

每年组织和督促开展辖区内各医疗卫生机构的结核感染风险评估，并在此基础上制订本级的、含预算的年度结核感染预防与控制工作计划，其内容至少应包含辖区内医疗卫生机构的结核感染风险及其高风险区域、有针对性的感控措施及其实施时间和预算、本级结核感染预防与控制的培训需求和计划、辖区内医疗卫生人员的结核感染和患病状况等。

（四）制订人力资源及发展计划

根据辖区内各医疗卫生机构的结核感染预防与控制工作实际情况，制订本级的结核感染预防与控制人力资源计划，以保证本级有足够的结核感染预防与控制的专业人员储备，其人员数量按照国家相关要求配备。同时，制订本级结核感染预防与控制培训工作计划，将结核感染预防与控制培训纳入岗前培训和在职培训中，保证医疗卫生人员具备开展结核感染预防与控制工作所必需的专业知识和技能。

（五）落实结核感染预防与控制的监控与评价

建立本级的结核感染预防与控制实施状况的监控与评价工作制度，并组织开展对辖区内各医疗卫生机构的评价，充分利用评价数据，发现医疗卫生机构在结核感染预防与控制工作中存在的问题，并指导其不断完善。

（六）开展医务工作者结核感染和患病监测

在结核病定点医疗机构、疾病预防控制机构和基层医疗卫生机构的医务工作者中开展监测，至少每年进行一次包含胸部影像学的结核病检查，有条件的机构每年进行一次结核分枝杆菌感染检测。

二、机构层面的组织管理

（一）建立健全结核感染预防与控制工作体系

医疗卫生机构应建立和完善本机构的结核感染预防与控制工作体系。综合医疗卫生机构应将结核感染预防与控制相关措施和要求纳入机构整体的感染预防与控制工作体系，融入到医院感控委员会、感控管理部门、临床科室感控管理小组、感控专/兼职人员等分级管理组织体系之中。传染病专科医院或结核病定点医疗机构可参考综合医疗卫生机构的方式开展结核感染预防与控制工作，也可成立专门的结核感染控制委员会、感控管理部门和临床科室感控管理小组，要求每个层级都应有专职人员负责结核感染预防与控制工作。

按照国家相关要求，原则上按照每150～200张实际使用病床（含口腔综合治疗台，下同）配备1名专职感控人员，100张以下实际使用病床配备2名专职感控人员，100～500张实际使用病床配备不少于4名专职感控人员，如实际使用病床达到500张以上，则根据医疗卫生机构类别，每增加150～200张实际使用病床增配1名专职感控人员。医疗卫生机构的各科室应当至少指定1名医务人员作为本科室的兼职感控人员，鼓励同时配备兼职感控医生和护士。实际使用病床数多于50张的科室，每50张病床应至少配备1名兼职感控人员。

1. 医院感控委员会

医院感控委员会是医疗卫生机构感染控制管理工作的最高组织机构和决策机构，负责本机构感染控制管理总体规划和实施计划，并对整个机构的感染控制管理工作进行监督和评价。

（1）成员组成：感控委员会设主任委员、副主任委员和委员。主任委员由机构负责人或主管医疗工作的分管领导担任，负责统筹和协调整个机构的感染控制管理工作，督促各项法律、法规、部门规章制度的落实，并给予人、财、物的支持。副主任委员须具备必要的感染控制管理知识，一般由机构的感染管理科主任、护理部主任、药学部主任等担任，负责感控委员会主要工作的落实。委员由相关科室人员组成，包括感染管理、医务、护理、药学、公共卫生、临床科室、检验、消毒供应、设备管理以及后勤保障等部门的负责人。

（2）职责：①贯彻执行包括结核感染预防与控制在内的感染控制管理方

面的法律、法规以及相关技术规范和标准，制订本机构感染管理的规章制度并监督实施。②根据感染预防与控制、卫生学的要求，在机构建设、改建和扩建中，对本机构的建筑布局、科室设置提出意见，对重点科室的建设标准、基本设施设备和工作流程的合理性进行审查并提出意见。③建立并落实工作会议制度，研究并制订机构感染控制管理工作计划，并对计划的实施进行考核和评价。④划分本机构的感染控制管理重点区域和重点科室，确定重点环节和重点工作流程，查找危险因素，研究制定拟采取的干预措施，明确各有关部门人员在感染预防与控制工作中的职责。⑤提出本机构抗菌药物合理使用意见；研究并牵头制订感染暴发或出现不明原因传染病的应急预案等。

2. **感控管理部门**

感控管理部门承担整个机构各项感控管理工作的组织和实施，在感控委员会的领导下，负责感染预防与控制措施的落实、管理和监督，也承担机构感控管理的技术指导职能。对于规模较小的医疗卫生机构，可按要求设涵盖医院感控管理工作职能的部门或医院感控管理专/兼职人员。

（1）成员组成：感控管理工作涉及多个学科，且同时承担整个机构的感染预防与控制的管理和业务职能，既应有医学专业相关工作人员，如感染控制专业、临床医学、预防医学、护理学等，也应有环境工程、宣传教育等专业人员。

（2）职能：①在感控委员会的领导下，承担日常感控管理工作，建立并督促落实完善各类感控规章制度，提供技术指导。②开展风险评估，监测分析相关危险因素，及时发现感控问题和漏洞，提出改进措施和建议。③对机构的日常清洁、通风、消毒灭菌、无菌操作、隔离管理、医疗废物管理等工作进行指导和督查。④负责本机构的传染病预防控制，做好传染病的上报工作。⑤负责感染预防与控制知识培训，指导员工的职业安全防护工作，组织医务人员进行医用防护口罩的口罩适合性测试，对紫外线消毒设备等消毒装置开展监测管理，对职业暴露进行处理、上报和随访。⑥制订医院感染暴发事件等应急预案并组织培训和演练，对医院感染暴发事件或突发疫情进行报告、调查和分析，提出应对措施，协调和组织相关部门进行及时处理。⑦参与抗菌药物临床管理，对消毒药械进行审核。⑧组织开展或参与感染预防与控制的科研工作。

3. **临床科室感控管理小组**

（1）成员组成：临床科室、检验科、放射科等均应成立科室感控管理小组，小组成员由科主任、护士长、医生、护士或检验师等组成，组长由专人负责，并明确各小组成员的工作职责。

（2）职责：①落实感控管理的标准、规章制度，根据科室的工作特点，制订具体措施并组织实施。②定期召开小组会议，研究、推动科室感控工作的落实与改进。③定期组织科室人员参加感染预防与控制相关培训。④对科室医务人员执行和落实手卫生规范、标准预防措施、无菌操作技术以及消毒隔离制度等进行监督和指导，定期开展规范佩戴口罩的培训和检查。落实本科室流动人员的岗前感控知识培训和考核。⑤督促和检查患者呼吸卫生/咳嗽礼仪的落实，对探视者、陪护者、配膳员、护工等进行感控基本知识的宣传教育。⑥负责落实科室的留痰位置、标本采集和运送管理。⑦采取有效措施降低科室的院内感染发生率，对院内感染病例及重点环节进行监测，发现院内感染流行趋势后，及时上报感控管理部门，并协助调查和落实各项防控措施。⑧制订科室的医院感染暴发应急处置预案并进行培训和演练。

4. 生物安全委员会

（1）成员组成：医疗卫生机构的法定代表人担任生物安全委员会主任，生物安全委员会成员应由熟悉政策、管理、技术、有丰富经验的管理和技术专家共同组成，一般包括医疗、预防、检验、感控、科教、人事、后勤等部门，可为本单位人员，也可外聘。实验室负责人应至少是所在机构生物安全委员会有职权的成员。下设生物安全管理办公室或责任部门，负责生物安全委员会的日常事务。

（2）职责：①负责组织对实验室的设立和运行进行监督、咨询、指导、评估，应包括实验室运行的生物安全风险评估和实验室生物安全事故的处置。②生物安全委员会主任负责本机构实验室的生物安全管理，按照国家规定确定实验室从事的致病生物因子的危害程度等级，建立生物安全管理体系；落实生物安全管理责任部门或责任人；定期组织召开生物安全管理会议，对实验室生物安全相关的重大事项做出决策；负责批准和发布实验室生物安全管理体系文件。③生物安全委员会实验室生物安全管理责任部门负责制订和修订实验室生物安全管理体系；对实验项目进行审查和风险控制的评估；负责实验室工作人员的健康监测管理；组织生物安全培训与考核，并评估培训效果；监督生物安全管理体系的运行落实。④实验室负责人为实验室生物安全第一责任人，全面负责实验室生物安全工作。负责实验项目计划、方案和操作规程的审查；决定并授权相关人员进入实验室；负责实验室活动的管理；纠正违规行为并有权做出停止实验的决定。指定实验室的生物安全负责人，赋予其监督所有活动的职责和权力，包括制订、维持、监督实验室安全计划的责任，阻止不安全行为或活动的权力。⑤指定与实验室生物安全管理有关的关键职的代理人。

5. 其他科室

感控管理工作涉及多学科、各领域，需要多个部门共同合作来完成，相关的医技科室、职能部门等，有义务配合医院感控委员会和感控管理部门，共同做好本机构的感控工作，提高机构整体医疗质量，保证医务人员和就诊者的安全。

（二）在风险评估的基础上制订感控计划

为扎实做好感染预防与控制工作，应定期开展风险评估，确定机构的高、中和低风险区域，找出感控工作中的薄弱环节，为机构制订感控工作目标和有针对性的感控措施提供可靠依据，有效促进机构感控水平的持续提升。

1. 开展风险评估

（1）评估内容和方法：结核感染风险评估是指细致地检查现有工作中的各环节、步骤、操作等是否存在可能导致结核分枝杆菌暴露、造成结核感染和传播的风险，并评价现有措施是否足以降低或消除这一暴露和传播。风险评估既可以在机构层面开展，也可以在楼栋/科室层面开展，取决于评估目的。

各类医疗卫生机构及其各部门面临着不同的结核感染风险。风险水平取决于多种影响因素，包括当地气候特点、人群特征、当地的结核病疫情、机构性质、建筑布局、接诊量、开展的诊疗服务（如支气管镜检查、痰诱导、结核分枝杆菌培养和药敏试验、耐多药诊疗）等。开展机构内结核感染风险评估时还应重点考虑"两条路径"，一是结核病患者/疑似结核病患者的流动路径，即患者进入医疗卫生机构后的分诊、挂号、候诊、就诊、缴费、检查、取药等全过程；二是标本的流动路径，即患者留取痰标本、标本存放、运送、检验、废弃处理等过程。"两条路径"同样也是结核感染风险较高的区域，应作为风险评估的重点对象。

（2）风险级别的划分：基于结核病患者/疑似结核病患者在机构内的活动范围、停留时长等多个因素，机构内不同区域、不同部门的结核感染风险不尽相同。一般来讲，结核病门诊、诱痰/留痰室、支气管镜检查室、影像学检查室、结核病区、实验室等是高风险区域；普通门诊和病房属于中风险区域；而行政办公区、教学区、生活服务区、室外等则属于低风险区域。

2. 制订结核感染预防与控制工作计划

根据风险评估的结果，分析目前结核感染控制工作中存在的问题，提出解决的方案、所需的资源和合理的时间期限，从最容易解决且影响较大的领域着手，对发现的问题和解决方案进行优先排序，形成书面的结核感染预防与控制工作计划，并确定专门部门或专人负责计划的实施。结核感染预防与控制工作计划可与已有的机构整体感染控制计划整合。一般情况下，结核感染预防与控制工作计划（附录A）应包括以下内容。

（1）明确机构的感控部门及人员的职责。

（2）当地结核病、结核分枝杆菌/人类免疫缺陷病毒（TB/HIV）双重感染、耐药结核病的流行状况。

（3）机构风险评估的结果，明确机构内的高风险区域，确定感染控制问题和解决的优先等级。

（4）确定感控计划实施时间和预算。

（5）员工的培训需求和工作安排。

（6）感控工作的监测和评价指标。

（7）如机构内有结核实验室，还应包括实验室安全计划和流程。

（8）员工结核感染和患病的监测。

（三）提升人员专业技能

感染预防和控制工作涉及多部门和多个学科，需要医生、护士、技师、药师、保洁人员等共同参与。因此，为保证感染预防与控制工作的顺利开展，应尽量保证人员的稳定并制订相应的激励机制，对各类人员进行感染预防与控制相关知识的培训，不断提升机构整体的感染预防与控制工作能力。

医疗卫生机构应建立健全培训制度并做好档案管理，制订对本机构各类人员的培训计划，对全体工作人员进行医院感控相关法律法规、医院感染管理相关工作规范和标准、专业技术知识等的培训，提升工作人员的感染预防与控制意识并积极参与感控工作，降低院内感染的发生率，更好地保护医务人员和就诊者的安全。

1. 培训时间

（1）岗前培训：各类人员在上岗前均应接受岗前培训，掌握感染预防与控制的相关知识。医院感染管理专业人员在上岗前应接受医院感染专业课程培训，掌握医院感染管理基本理论、基本知识与技能，达到在医疗卫生机构内独立开展日常管理工作和感染预防与控制工作的需要。经考核合格后方可从事医院感染管理工作。对于实习、进修及新上岗人员也要进行同样内容的岗前培训。

（2）在岗培训：各类人员在工作中应定期接受感控相关知识的培训，不断强化全体工作人员对预防院内感染的认识，并及时更新相关知识和工作要求，把医院感染预防与控制工作始终贯穿于医疗活动全过程之中，减少院内感染的发生，提高医疗护理质量。

2.　培训类别

（1）全员培训：①培训内容包括职业道德规范，医院感染管理相关的法律法规、规章制度、标准预防，控制医院感染的目的及意义，结核病传播途径和感染预防与控制措施等。②培训频次建议每年至少2次。

（2）各类人员培训

1）培训内容：①感染管理专职人员。感染管理相关法律、法规、标准、技术规范、管理办法等，感染管理相关进展，机构内各部门结核感染管理的特点和感控工作要求，消毒灭菌的基本原理和新进展，医院感染暴发流行的预防与控制，医院感染监测方法，抗菌药物合理使用原则，感染管理科研设计等。②医务人员。结核病传播途径和防控措施、医院感染概念与诊断标准、暴发流行、医院感染与人体微生态，抗菌药物合理应用及细菌耐药机制、耐药菌谱，侵入性操作相关医院感染的预防，无菌技术操作规程、消毒隔离知识、手卫生与消毒、灭菌、隔离措施的进展，一次性使用无菌医疗用品的管理，环境微生物学监测标准，空气、物体表面的采样方法，标本的采集运送等。③医技人员。本科室的医院感染特点和控制，消毒剂的合理使用及浓度监测，器械用品、仪器设备的消毒、灭菌及操作过程中的有效防护，侵入性操作相关的医院感染预防等。④行政科室人员。感染管理基本理论和新进展，本机构感染管理的重点、相关管理知识和管理办法。⑤工勤人员。消毒剂的使用，规范洗手、佩戴口罩和手套等相关知识，各类物体表面的消毒，医疗废物分类、运送、储存和处理等。

2）培训频次：建议每季度1次。对于流动性较大的工勤人员，应加大培训频次，建议每个月均需掌握其工作情况，必要时随时培训，确保各项感染预防与控制措施的有效落实。

3.　培训方式

可以采取专题授课、知识讲座、知识竞赛、技能竞赛等多种形式，对各类人员开展有针对性的培训，并及时考核、总结经验和方法。

（四）开展健康教育

健康教育在结核感染预防与控制工作中非常重要，应贯穿于结核感染预防与控制全过程的各个环节之中。

1. 对象和方法

健康教育的对象主要包括机构领导、医务人员、就诊者和陪护人员，其中针对医务人员的健康教育主要以培训形式开展。

（1）机构领导：可采取工作汇报、座谈等形式进行，使领导了解结核感染预防与控制工作的重要性，在政策、设备、人员和经费上予以支持。

（2）就诊者和陪护人员：可通过多种方式开展，包括面对面、电话、短信、微信等方式进行口头宣教，利用宣传栏、电子屏、板报、宣传画/小册子等宣传材料，举办结核病患者及其家属的座谈会，开展志愿者服务或组织同伴教育活动。另外，基层医疗卫生机构在对结核病患者入户随访时，可对患者及其家属开展健康宣教。

2. 健康教育内容

由于目的不同，不同对象有不同的健康教育内容和重点。对于机构领导，通过健康教育和领导力开发，使其重视结核感染预防与控制工作，为机构开展相关工作提供支持和保障；对于就诊者/患者及其陪护人员，主要是让其知晓结核感染预防与控制的重要性，以及在就诊过程中、居家治疗中应如何达到结核感染预防与控制的要求。

（1）机构领导：①全球和我国的结核病疫情及特点、我国的结核病防控策略和政策。②结核病防治核心信息。③结核感染预防与控制工作的重要性、结核感染策略和措施。④开展高质量的结核感染预防与控制工作需具备的条件。

（2）就诊者/患者及其陪护人员：①结核病防治核心信息。②呼吸卫生/咳嗽礼仪和痰液的处理。③在医院就诊和居家治疗的注意事项。

（五）合理设计机构布局

在机构建设、改建或扩建时，建筑规划与布局设计应符合国家相关标准，参照《传染病医院建设标准（建标〔2016〕131号）》《综合医院建设标准》《病原微生物实验室生物安全通用准则》（WS 233—2017）、《生物安全实验室建筑技术规范》（GB 50346—2011）等要求合理设计、建造、修缮和使用卫生设施。

1. 选址与总平面

选址应符合当地卫生规划和环保评估要求，避开人口密集区域，交通便利、就医方便。机构功能分区合理，洁污、医患、人车等路线清晰，避免交叉感染。建筑布局合理紧凑，朝向利于采光和通风，减少能耗，废弃物分类集中处理、减少污染。

2. 门诊设置

结核病门诊最好设在单独的区域，应设单独的出入口，设置预检分诊、挂号、候诊、诊室、检查、治疗、收费、药房等区域，流程合理清晰，路径便捷，避免往返迂回，防止交叉感染。宜将不同类型就诊者分开候诊，可采用医患分开专用通道、分时段预约、电子叫号、分楼层挂号收费等；结核病门诊诊室应一室一医一患；各区域须保证有效通风，如不能确保持续有效通风，应加装紫外线照射杀菌装置。

产生气溶胶风险较高的医疗操作间，如留痰室、支气管镜检查室、痰检室等，应设置在相对集中的区域，处于整个建筑群、局部区域的下风向，并实现有效通风。

3. 病区设置

结核病区应设在医院相对独立的区域，远离重症监护室、儿科和行政及生活区，设单独的进出口、患者入院接诊室及出院处理室。病区应三区两通道，分为清洁区、潜在污染区和污染区，有条件时建议在进入清洁区前设置缓冲区，各区之间界限清楚、标识明显。不同类型的肺结核患者应分病区/病室安置，传染性和非传染性肺结核患者要安置在不同病房；如病房有限，耐多药肺结核病区应设立在人员走动较少的区域（如病区末端）。病区应保证有效通风，如不能确保持续有效通风，应加装紫外线照射杀菌装置。

4. 实验室设置

结核病实验室设计依据《实验室生物安全通用要求》（GB 9489—2008）、《生物安全实验室建筑安全规范》（GB 50346—2011）、《病原微生物实验室生物安全通用准则》（WS 233—2017）等标准，满足普通型生物安全二级实验室及加强型生物安全二级实验室的建设要求。

结核病实验室工作场所分为办公区和实验区。办公区包括办公室、会议室、休息室、阅览室和储藏室等；实验区分为实验室防护区和实验室辅助工作区。实验室防护区的生物风险相对较大，需对实验室的平面设计，围护结构的密闭性、气流，以及人员进入、个体防护等进行控制；应至少包括防护服更换间、缓冲间和核心工作间（通常指安装生物安全柜的房间），人员应通过缓冲间进入核心工作间。实验室核心工作间不宜直接与其他公共区域相邻。标本收集、保存和处理室属于实验室防护区；实验室防护区以外的区域为实验室辅助工作区，生物风险相对较小，如更衣室、淋浴间、培养基室、试剂室、卫生通道。实验室工作区域划分应明确，标识醒目。

针对结核分枝杆菌的检测，结核病实验室包括：①涂片镜检室，应划分出涂片染色区和读片镜检区。②结核分枝杆菌培养和药敏实验室，应设置缓冲间和核心工作间。③分子生物学实验室应设置四分区，即试剂储存和制备区、标本制备区、扩增区和扩增产物分析区。根据使用仪器的功能，区域可适当合并，如使用实时荧光PCR仪，扩增区、扩增产物分析区可合并；采用样本处理、核酸提取及扩增检测为一体的自动化分析仪，则标本制备区、扩增区、扩增产物分析区可合并。

结核病实验室开展实验活动的主要区域布局的基本原则是，靠近入口区域应尽量用于操作低风险活动，越靠近实验室内部则安排风险相对较高的活动。同样，低风险活动应在接近送风口的区域开展，而高风险活动则尽量安排在排风口的区域。在评估结核病实验室布局时，还应考虑实验室工作流程和实验设备摆放的合理性，应避免人流、物流、标本流出现过多的反复和交叉；要避免生物安全柜、离心机、压力蒸汽灭菌锅、紧急冲洗池或器等对实验室环境带来冷、热、湿以及污染负荷的干扰。例如，需要关注并避免实验室室内通风系统或人流、物流活动扰乱生物安全柜的正常工作气流，从而引发生物安全隐患。此外，高压灭菌器运行时可能会产生噪声、发热及释放蒸汽，因此，应远离实验室的核心区域且摆放在实验室下风口区域。

（六）开展医务工作者的结核感染和发病监测

医务人员与结核病患者接触的机会较一般人群多，感染风险较高，因此，应高度关注医务人员的结核感染和发病情况。医务人员应每年进行一次体检，体检项目要包括胸部影像学检查，建议增加结核感染检测，并记录全部体检结果。

（七）开展定期监控与评价

要加强重点区域及重点科室的主动监测，定期对结核感染预防与控制措施的覆盖范围、实施质量和实施效果等进行监控和评价，确保结核感控措施得到有效落实、效果不断提升。

1. 监控与评价的内容

（1）机构的结核感染预防与控制的组织管理活动：包括是否建立健全结核感染预防与控制管理组织架构，是否制订感染预防与控制相关文件，是否将结核感染预防控制工作纳入机构考核指标，是否制订含预算的结核感染预防与控制计划，所需的设施设备数量是否充足，是否有足够数量人员负责结核感染预防与控制工作，是否开展结核感染预防与控制的岗前培训、定期在职培训和健康教育活动，是否有定期体检制度等。

（2）行政控制措施落实情况：包括是否实施预检分诊，现有的诊疗流程和住院患者安置是否将不同类型患者分开，各区域（如门诊、病房、实验室等）的建筑布局设计是否合理，是否有醒目标识等。

（3）环境控制措施落实情况：包括各区域通风是否良好，紫外线照射杀菌装置辐照强度是否达标、安装数量是否足够、使用是否规范等。

（4）呼吸防护措施落实情况：主要是医务人员、就诊者及其家属等人员是否采取足够、合理的个人防护措施。

2. 监控与评价方法

通过查看资料、现场测量、观察和询问等方式进行，必要时可对相关人员进行访谈。

3. 监控与评价频次

医疗卫生机构原则上每年至少进行2次自我评价，如果监控与评价的结果显示存在较为严重的问题，则应增加至每季度一次，直至机构的结核感染控制状况明显好转。对于机构内结核感染的高风险区域，可根据实际工作需要适当增加评价次数。

4. 评价结果的反馈

医疗卫生机构进行内部评价后，应形成书面评价报告，反馈给机构领导、医院感控委员会和被评价科室相关负责人，进一步提高机构的结核感染预防与控制水平。

（八）开展实施性研究

利用日常监测、监控与评价的结果，发现日常的结核感染预防与控制工作中存在的问题，设计和开展实施性研究，为不断完善结核感染预防与控制策略、制订有针对性的措施提供循证依据。

第二节 行政控制

行政控制措施指在医疗卫生机构诊治传染性肺结核患者过程中采取的、旨在预防飞沫核产生从而减少结核暴露和传播风险的一系列措施。行政控制措施是结核感染预防与控制的第一道防线，是具有成本效果的措施，也是落实环境控制和呼吸防护措施的基础和前提。

一、预检分诊

预检分诊指医疗卫生机构主动对就诊者开展肺结核可疑症状的甄别，便于在诊疗全过程中将可疑症状者与其他人员分开，以降低结核感染的风险。

（一）预检分诊点的设置

按照传染病三级预检分诊制度的要求，一级预检分诊点可设置在机构的主要入口/门诊大厅，二级预检分诊点可设置在科室/病区的分诊台，这两级预检分诊工作均由负责预检分诊的医务人员完成。三级预检分诊点可设置在门诊诊室内，由首诊医生完成预检分诊工作。

预检分诊点应有醒目标识，通风良好，配备必要的防护用品和消毒用品，有足够数量、接受培训并考核合格的工作人员。预检分诊工作人员的培训和考核内容包含结核病的可疑症状及其询问技巧、结核病分诊要素、机构内就诊流程、沟通技巧等。

（二）预检分诊工作原则

预检分诊点遵循"应分尽分、分类引导"的工作原则。

应分尽分指的是对所有就诊者均需进行肺结核可疑症状的初步筛查，医疗卫生机构可编制"肺结核可疑症状筛查问题清单"，预检分诊工作人员依据清单主动询问就诊者，询问时应根据就诊者文化程度和理解能力，注意交流方式和沟通技巧。

分类引导指的是对不同类型的就诊者进行有差别的引导，对发现的肺结核可疑症状者进行呼吸卫生/咳嗽礼仪的宣教，并尽可能为其提供外科口罩或纸巾，在条件允许的情况下可陪同其前往结核门诊，或指明到达结核门诊的路线；对于治疗中的随访肺结核患者，根据患者与责任医生预约的就诊时间，将患者按规定路线引导至结核门诊。

（三）加强监督考核

预检分诊工作应严格遵守卫生管理法律法规及有关规定，认真执行相应操作规范及工作制度。建议设立分诊监督员，巡视预检分诊工作，定期进行评估及考核，将巡视评估发现的问题和整改意见反馈给相应人员，并限期整改落实。

二、呼吸道隔离

隔离是指采用各种方法和技术，防止病原体从患者及携带者传播给他人的措施。呼吸道隔离是针对呼吸道传播疾病的隔离，适用于流感、结核病、麻疹、白喉、水痘等疾病。

（一）建立机构内的结核病患者隔离制度

应根据国家的有关法规规范，结合本机构的实际情况，制订适宜本机构的结核病隔离制度。在门诊区域，通过设计并实施适宜的诊疗流程、合理的科室布局、错峰就诊或检查时间等实现结核病患者、疑似结核病患者、肺结核可疑症状者、其他就诊者/陪护者等不同类型的人员在就诊路径上的分开；在病区，通过将不同类型的结核病患者、其他住院患者安置在不同的病区或病房，来分开不同类型的患者。

（二）合理设置隔离区域

需采取隔离措施的区域包括结核门诊候诊区、诊室、病区/病房等区域。

结核病门诊的候诊区应与其他疾病候诊区隔开，可采取设置在院内不同区域、同一区域设置永久或临时物理阻隔等措施达到隔离的目的；结核病门诊应与其他感染性疾病门诊隔开，尤其应与发热门诊和HIV门诊分开。

结核病区/病房应设置在单独的楼幢或楼层，如与其他疾病病区共用同一幢楼时，应尽量设置在该楼幢的顶层或较上层，且不与其他疾病病区/病房共用同一楼层。其建筑布局应符合医疗卫生机构相关要求，并具备结核病隔离预防的功能，区域划分明确、标识清晰、各区域通风良好，有阻隔空气传播的物理屏障，通过设置门禁准入和限制探视制度等措施，减少非必要人群进入隔离区域。

三、缩短患者在机构内的停留时间

结核病/疑似结核病患者在医疗卫生机构内停留的时间越长，结核病的传播风险越高。因此，通过缩短患者在机构内的停留时间，对传染性肺结核患者进行规范隔离治疗，可有效降低医务人员及其他人员的暴露风险。根据患者在医疗卫生机构内的诊疗活动，可采取以下措施缩短其停留时间。

（一）优化机构内的结核病诊疗流程

与结核病诊疗相关的流程主要包括挂号、缴费、候诊、就诊、影像学及实验室检查、取药、复诊、院内转诊等，根据患者的就诊路径，医疗卫生机构应设计和优化诊疗流程，并用以指导相关科室的设置，减少患者在机构内的路径交叉和时间交叉。

（二）明晰结构内的结核病诊疗路线

在结核病门诊、留痰室、结核病区/病房等区域设置醒目的标识和路线指示，为到结核病门诊的就诊者发放就诊"明白卡"，门诊医务人员对其进行面对面的指导，使其能快速、直接到达目的区域。

（三）开辟绿色就医通道

在满足急诊、特诊需求的前提下，在门诊挂号、收费、影像学及实验室检查、药房取药等诊疗过程中，可开辟针对结核病/疑似结核病患者的绿色就医通道，尽量安排予以优先检查或服务，避免因长时间的排队等候而增加对周围人群的传播风险。

（四）推广应用快速检测技术

由于传统细菌学检查灵敏度相对较低、检测周转时间较长，难以满足高效率临床诊疗的需求，也难以达到缩短诊断延迟和患者停留时间的目的。因此，可通过优化实验室检测流程、推广应用分子生物学检测等快速诊断技术，有效缩短实验室检测周转时间、提高检测灵敏度、缩短诊断时间，有助于尽快对患者落实规范化治疗管理、降低社区传播风险，同时也可减少患者到医疗卫生机构就诊的次数、降低机构内的传播风险。

（五）充分利用机构的信息化平台

充分发挥医院信息系统（hospital information system，HIS）、实验室信息系统（laboratory information system，LIS）、医学影像信息系统（picture archiving and communication systems，PACS）等系统的信息交互作用，将相关检查结果及报告单通过信息系统进行反馈，同时提供纸质报告单自助打印终端，减少就诊者在不同科室之间的往返。

（六）实行随访检查预约制

由于结核病患者治疗周期较长，在全疗程中需进行多次的随访检查，可建立患者随访检查预约制度，由责任医生或护士结合门诊的诊疗情况和患者的可行时间进行提前约定患者的随访复查时间，可避免与其他就诊者在同一时间段集中就诊，缩短其在医疗卫生机构内的等候停留时间。

四、快速启动有效治疗

基于快速检测和药敏试验结果，为结核病患者制订合理有效的治疗方案，快速启动有针对性的治疗，从而保证良好的治疗效果，缩短结核病患者的传染期，进而降低结核病传播的风险。

五、倡导呼吸卫生/咳嗽礼仪

咳嗽、打喷嚏等动作是活动性肺结核患者常见的排菌方式，医疗卫生机构由于患者相对集中，倡导所有就诊者形成良好的呼吸卫生习惯、落实咳嗽礼仪可有效减少结核病在医疗卫生机构内的传播。

（一）做好宣传引导

负责预检分诊的医务人员和接诊医生要对结核病/疑似结核病患者开展面对面的呼吸卫生/咳嗽礼仪的宣教，医疗卫生机构可在公共区域的醒目位置张贴宣传海报、在电子屏中播放相关内容的健康教育视频或图文，通过多渠道不同形式的宣传营造"讲呼吸卫生、守咳嗽礼仪"的氛围。

（二）保障可及性及便捷性

在门诊大厅、候诊区等位置放置口罩售卖机、纸巾售卖机、带盖垃圾桶、手消液等设备设施，有条件的机构可提供免费的口罩、纸巾供有需求的就诊者取用，让就诊者在遵守呼吸卫生/咳嗽礼仪时方便可及。

（三）加强提醒监督

设置"咳嗽监督员"，以提醒说服为主、监督批评为辅相结合的方式，督促就诊者及其陪护人员遵守呼吸卫生和咳嗽礼仪。

结核可疑就诊者就诊"明白卡"参考模板

亲爱的就诊者：

您好！感谢您对我院的信任，您目前的症状符合肺结核可疑症状的表现，为更好地保护您和他人的健康，请您听从预检分诊台工作人员的指引，尽快至结核门诊就诊。为让您有更好的诊疗体验，您可以参看以下就诊指引，感谢您的理解和配合！

您需要注意什么？	这些科室在那里？
需要按照以下方式全程规范佩戴口罩（配图文）	以平面位置图＋文字说明（图文）展示结核门诊、影像检查科、留痰点、收费处和药房等科室的位置
如果没有口罩，我院提供有自助口罩售卖机售卖机平面位置图＋文字说明（配图文）	
如果没有口罩，打喷嚏、咳嗽时要用纸巾或手肘部遮掩口鼻（配图文）	
用过的纸巾/口罩应丢弃在黄色医废垃圾桶内（配图文）	

第三节　环境控制

环境控制是针对结核病传播途径的感染预防与控制措施，通过稀释、过滤和杀灭等方法降低环境中结核分枝杆菌的浓度，降低结核病传播风险，是结核感染预防与控制中的重要一环。

一、通风

（一）概念

通风（ventilation）是指将室外新鲜空气引入室内的过程，可以通过稀释、移除室内空气中的感染性飞沫核达到降低感染风险的目的。有效的通风可以维持良好的室内空气质量，同时也是预防呼吸道传播疾病的重要措施之一，适用于几乎所有室内环境。

（二）通风的类型

根据通风的范围，可分为整体通风和局部通风；根据通风的方式，可分为自然通风、机械通风、混合通风和通过高效颗粒空气过滤器的循环风。

1. 自然通风

自然通风（natural ventilation）是指利用室外的自然风，通过开门、开窗或其他与外界连通的开口实现室内外空气交换的过程。自然通风易于实现且成本低廉，但依赖于室外天气条件，存在风向和风量随时变化、可能污染邻近房间等不良影响。在中低收入或资源有限地区，若其自然气候条件允许，自然通风是有效且应优先考虑选择的通风方式。

2. 机械通风

机械通风（mechanical ventilation）是指使用机械通风装置，将室外新鲜空气经过滤、加热/制冷等处理后送入室内，并将室内污染空气经过滤后排到室外环境中的过程。机械通风系统能够控制空气流动方向和单位时间内的通气量，需由专业的设计和施工机构来实施，但其在使用过程中需要监测运行情况，并定期进行维护，需要花费较高的安装、使用和维护（能耗）成本。机械通风系统如果设计不当或维护不良，可能产生更大危害。

3. 混合通风

混合通风（mixed-mode ventilation）是在自然通风的基础上，使用送风扇或排风扇辅助进行通风的过程。混合模式通风系统可能比全机械通风系统或循环空气过滤系统的成本更低廉，是中低收入或资源有限地区用以提高通风效率的有效途径。

4. 经过高效颗粒空气过滤器的循环风

经过高效颗粒空气过滤器的循环风［recirculated air through high-efficiency particulate air（HEPA）filters］是指在单位时间内室内的空气仅部分与室外新鲜空气进行置换，而其他室内空气则通过安装高效颗粒空气过滤器（HEPA）的机械装置后在室内循环使用。循环空气过滤系统可以是永久安装的系统，也可以是便携式独立的装置，其相比全机械通风系统可能花费更低的能耗成本和安装成本。

在完成医疗卫生机构的建设后对其通风系统进行改造往往比较困难。因此，在对新建医疗卫生机构进行设计时，需要基于当地的自然气候条件、地理环境、经济发展水平、常见多发传染病的流行情况、资源可及性等因素，综合考虑采用何种通风方式。需要特别指出的是，只要设计、安装及维护得当，自然通风、混合通风和机械通风系统的功能是等效的。不同通风系统的比较见图4-1。

	自然通风	混合模式通风	机械通风	经过高效颗粒空气过滤器的循环风
效果的均衡性	★★★★☆	★★★★☆	★★★★☆	★★★☆☆
所需资源	★★★★☆	★★★☆☆	★☆☆☆☆	★★☆☆☆
成本效果	★★★★★	★☆☆☆☆	★☆☆☆☆	★☆☆☆☆
公平性	★★★★☆	★★☆☆☆	★★☆☆☆	★★☆☆☆
可接受性	★★★★★	★★★★☆	★★★★☆	★★★★☆
可行性	★★★★☆	★★★☆☆	★★☆☆☆	★☆☆☆☆

图4-1 不同通风系统的比较

注：图内所有项目均采用Likert-type模型五分制，得分（星级）越低，表示推荐的优先度越低。

（三）通风标准

通风的两个核心要素是通风方向和通风量。通风方向指清洁空气从清洁区域流向污染区域，从需保护的易感者流向风险人员，即从医务人员流向结核病患者/疑似结核病患者。

通风量的评价指标为每小时换气次数（air change per hour，ACH），即每小时某空间气体体积全部置换的次数，1ACH意味着在1小时内整个房间体积的空气被交换了一次，ACH值越高，稀释效果越好（表4-1），空气传播感染的风险越低。但需要注意的是，ACH并非越高越好，过高的ACH会造成在室内活动的人员感觉不适，且对于机械通风来讲，更高的ACH意味着更高的能耗和成本。世界卫生组织推荐，在结核病门诊、病房和实验室等结核分枝杆菌传播高风险区域的通风良好的标准是不低于12ACH。

表4-1 在气体充分混合的房间内不同换气次数下的颗粒物清除效率

ACH	1小时清除效率/%
1	63.2
2	86.5
3	95.0
4	98.2
6	99.75
12	99.9994
20	99.99999

（四）通风测量及评估方法

1. 通风量的计算方法和测量工具

要获得一个区域的ACH，需要进行测量后计算，其计算公式为：

$$ACH = \frac{每小时空气进入量或排出量（m^3）}{房间容积（m^3）}$$

要准备的测量工具包括：测量风向的发烟装置（发烟管/笔）、测量风速的风速计以及测量距离的尺子或红外测距仪等。

2. 测量及评估方法

（1）观察待评价房间，掌握所有开口情况，以免遗漏，如病房内卫生间的排气装置开口。确定正常工作状态下所有开口的开闭状态，根据开口的位置和类型决定使用的测量工具。

（2）使用发烟管/笔判断每个开口的气流方向，并做好记录。需要注意的是，在评价自然通风的房间时，在特殊情况下可能会出现同一个开口有不同的气流方法，如一扇窗户的上半部分从外向内，而下半部分为从内向外。对于这种情况，应通过测量找到进和出的平衡线，即在该处气流不进不出，风速为零。将平衡线的上下部分当做两个开口处理即可。

（3）使用风速计测量每个开口的风速并计算平均值。根据开口形状和面积，均匀选择几个点进行测量，记录每个点的风速，计算平均值即为该开口的平均风速，单位通常为m/s。

（4）使用测距仪或米尺测量每个开口长和宽，并计算开口面积，单位通常为m^2。

（5）计算每小时进入房间和排出房间的气流量。根据气流方向，将所有开口分为空气进入房间和排出房间两类，将两类分别求和获得每小时进入房间的总气流量和排出房间的总气流量。

$$气流量（m^3）＝开口面积（m^2）×平均风速（m/s）×3600s$$

（6）使用测距仪或米尺测量房间的长、宽和高，计算房间容积，单位通常为m^3。

$$房间容积（m^3）＝长（m）×宽（m）×高（m）$$

（7）将进入房间的总气流量和排出房间的总气流量分别代入公式分子，将房间容积代入分母，即可获得该时点该房间的ACH值。一般来讲，根据质量守恒定律，通过房间的流入气流量和排出气流量进行计算，应得到大致相近的ACH值。如果两者差别较大，应检查是否有遗漏的开口没有纳入测量。需注意的是，ACH评价的是测量时点该房间的通风情况，尤其对于自然通风而言，ACH并不是一个要求精确测量的指标。

（五）采用通风措施的注意事项

1. 建筑设计时充分考虑最大限度利用自然通风，使用机械通风时应良好设计和安装使用。

（1）医疗卫生机构建筑设计应满足通用建筑设计规范要求，留有足够的楼间距，并充分考虑当地主导风向，在主导风向垂直对立的墙面上开门开窗，形成"穿堂风"。

（2）采用自然通风的房间，其通风开口面积不应小于该房间地板面积的20%。当采用自然通风的房间外设置阳台时，阳台的自然通风开口面积不应小于采用自然通风的房间和阳台地板面积总和的20%。

（3）机械通风系统的设计和安装均需专业机构完成，并落实定期检修维护，做好清洁、过滤装置更换、记录运行情况等工作。采用机械通风的房间，应采用上送风、下排风的方式设置通风口，且通风口应分布在室内对立的位置，使得室内空气能够充分混合。

2．建立并落实良好的通风制度。

（1）医疗卫生机构应制订合理的门诊、病房、实验室及其他室内区域的通风换气制度，并指定专人负责。

（2）自然气候等条件允许时，应尽可能延长开门、开窗通风的时间。在夏热冬冷需要关闭门窗、使用空调或采暖装置的情况下，应定时进行通风换气，还可充分利用走廊对立面的门窗进行通风。

（3）采用机械通风的医疗卫生机构，如为非24小时运转的建筑或区域，应在每日开始工作前半个小时开启通风系统，待工作结束后继续运行半小时关闭。

二、紫外线照射杀菌装置

紫外线（ultraviolet，UV）是波长在可见光紫端到X射线波长之间的电磁辐射，其波长范围为100～400nm，是不可见光，可分为UVA（长波紫外线，315～400nm）、UVB（中波紫外线，280～315nm）和UVC（短波紫外线，100～280nm）。由于臭氧层的存在，自然光中的UVC仅有极少量能够到达地面，但通过一些人工光源（如弧光灯、金属卤化物灯等）也可产生UVC。UVC通过破坏微生物的核酸结构（如DNA）从而达到杀灭或灭活微生物的目的。低气压汞蒸气灯是一种常见的可以产生人工短波紫外线UVC的装置，大约95%的辐射能量在波长为253.7nm左右，在空气消毒、水消毒和物表消毒等方面已有广泛应用，但用其进行物表消毒时，会由于微小阴影和表面吸收保护层的存在而影响消毒效果。

（一）原理

通过使用一定辐照强度的紫外线杀菌（germicidal ultraviolet，GUV）装置，运行一定的时间，可杀死或灭活空气中已经存在的结核分枝杆菌。GUV虽然不能减少空气中结核分枝杆菌的数量，但可降低其传染性，从而达到切断传播途径的目的。

GUV 是一把双刃剑，在发挥消毒作用的同时，也可以对人体造成伤害。人的眼睛和皮肤表面可以吸收紫外线，短期过度暴露可能导致光性角膜炎和/或结膜炎，症状包括突然感到眼中有沙子、流泪和严重疼痛，症状往往在暴露后 6 ～ 12 小时出现，可能持续数天，但损伤是可逆的；皮肤的过度暴露会有类似于晒伤的表现，但不会导致晒黑。

（二）紫外线杀菌装置的类型

常见的紫外线杀菌装置有两种，一是无遮挡的紫外线杀菌灯，二是有遮挡的上层空间紫外线杀菌装置。

1. 无遮挡紫外线杀菌灯

分为悬挂式和移动式，在医疗卫生机构等场所已经得到广泛应用。

无遮挡紫外线杀菌灯的主要特点包括：①室内无人时才可以开启使用。②辐射向下。③上一位患者离开，下一位患者进入前，可开启使用。④主要用于物表消毒。

2. 上层空间紫外线杀菌装置

上层空间紫外线杀菌装置安装在房顶或墙壁上，目的是使室内上层空间的空气得到最大程度的紫外线照射，而在人员活动的下层空间的紫外线照射水平最小化。这种装置依赖于良好的空气混合，即能把下层空间带有细菌或病毒等微生物的污染空气运送到室内的上层空间。

上层空间紫外线杀菌装置的主要特点包括：①室内有人时可开启使用。②可 24 小时全天使用。③辐射向上。④需要气体在辐射区域里足够停留，保障足够的杀菌时间，即气流不能过快。⑤须定期监测，保障紫外线灯开启时患者和医务人员的照射安全。⑥适用于医疗卫生机构及其他结核分枝杆菌传播风险高的人群聚集场所。

（三）标准

《紫外线杀菌灯》（GB 19258—2012）、《医院消毒卫生标准》（GB 15982—2012）、《医疗卫生机构消毒技术规范》（WS/T 367—2012）等国家标准和规范均对紫外线杀菌灯的使用提出了相关要求。

1. 无遮挡紫外线杀菌灯

（1）安装高度：灯管吊装高度距离地面 1.8 ～ 2.2m。

（2）数量及照射时间：灯管的数量要满足≥1.5W/m³，照射时间≥30分钟。

（3）辐照强度：新30W紫外线灯管辐照强度≥100μW/cm²，使用中的紫外线灯管辐照强度≥70μW/cm²。

（4）使用条件：只应在无人驻留的地方使用，并应安装安全装置（如在门打开时可关闭紫外线灯的开关），以确保避免过度暴露于紫外线辐照。

2．上层空间紫外线杀菌装置

（1）安装高度：美国供暖制冷和空调工程师学会（ASHAE）在 *ASHAE Hand book* 2019指出，在高10英尺（约3m）内的房间，上层空间紫外线杀菌装置应安装在距离地面7英尺（约2.1m）以上的位置。不同类型的上层空间紫外线杀菌装置对天花板的高度要求不同。

（2）数量及照射时间：根据有效面积确定使用数量，可24小时全天使用。

（3）辐照强度：上层空间杀菌区域的平均辐照强度达到30～50μW/cm²，下层空间的紫外线暴露水平保持低于美国政府工业卫生专家委员会（ACGIH）规定的安全限值为6mJ/cm²，按暴露时间为8小时计算，则紫外线安全辐射强度应低于0.2μW/cm²。我国工作场所短波紫外线的职业接触限值（occupational exposure limits，OEL）为辐照强度不高于0.13μW/cm²，8小时辐照量不超过1.8mJ/cm²。如暴露时间延长，则应要求更低的辐照强度，以保证房间内人员不被紫外线伤害。

（4）使用条件：室内有人时可开启使用，但需保证对人员没有辐射伤害。要达到这一要求，取决于恰当的安装、质量控制和维护，以确保不会造成不良影响，同时需要气流不能过快。如果没有进行测试、维护和校验，可能会增加暴露于结核分枝杆菌的风险。

（四）安装维护要求

1．紫外线灯须由专业人员进行现场评估和设备安装，上层空间紫外线杀菌装置需要专业人员设计、定期维护和监测，既要保证杀菌效果，又要保障使用时患者和医务人员的安全。

2．需定期对紫外线灯进行清洁与检测。每周用75%乙醇棉球擦拭1次；发现灯管表面有灰尘、油污时，应随时擦拭。

3．使用紫外线灯消毒室内空气时，房间内应保持清洁、干燥，减少尘埃和水雾；如果温度低于20℃或高于40℃，相对湿度＞60%，则应适当延长照射时间。

4．上层空间紫外线杀菌装置有赖于室内上层和下层之间空气的混合，在设计安装时，必须考虑可能影响空气垂直流动和传染性微生物转移到室内上层空间的因素，包括房间内是否使用风扇、送入的新风与室内空气之间的温差、机械通风率和出风口的空气流速等。

三、化学消毒

化学消毒是指用化学消毒剂作用于微生物和病原体，使其蛋白质变性，失去正常功能而死亡。

（一）常用化学消毒剂及消毒浓度标准

按照消毒效果可将化学消毒剂分为高效消毒剂、中效消毒剂和低效消毒剂。高效消毒剂是指能杀灭一切细菌繁殖体（包括分枝杆菌）、病毒、真菌及其孢子，且对细菌芽胞也有一定杀灭作用的消毒制剂，包括含氯制剂、邻苯二甲醛、过氧化氢、臭氧、碘酊等。中效消毒剂是指能杀灭分枝杆菌、真菌、病毒及细菌繁殖体等微生物的消毒制剂，包括碘类消毒剂（碘伏、氯己定碘等）、醇类和氯己定复方、醇类和季铵盐类化学物的复方、酚类等。低效消毒剂是指能杀灭细菌繁殖体和亲脂病毒的消毒剂，包括季铵盐类消毒剂（苯扎溴铵）、双胍类消毒剂（氯己定）等。结核分枝杆菌对于消毒剂的敏感性较低，应使用中度及以上的消毒剂。

1. 乙醇

适用于皮肤、物品和环境的灭菌和消毒。常用消毒方法有浸泡、擦拭、喷洒等。70% ～ 75%的乙醇直接作用5 ～ 30分钟可以杀灭结核分枝杆菌。但因为乙醇能够凝固蛋白，用乙醇作用于痰液时，痰表面会形成一层膜将结核分枝杆菌包裹起来，短时间不能杀灭结核分枝杆菌，故而乙醇通常不用于痰标本的消毒。

2. 过氧乙酸

适用于物品和环境的消毒与灭菌。常用消毒方法有浸泡、擦拭、喷洒等。

（1）浸泡法/擦拭法：使用1%浓度，消毒作用5分钟，灭菌作30分钟。

（2）喷洒法：一般污染表面使用0.2% ～ 0.4%浓度，作用30 ～ 60分钟；病房、手术室等密闭空间可选用0.5%的过氧乙酸喷雾，用量为20 ～ 30ml/m³，作用30分钟。

3. 过氧化氢

适用于医疗用品、餐具和空气等消毒，以及口腔含漱、外科伤口清洗。

常用消毒方法有浸泡、擦拭、喷洒、含漱、冲洗等。

（1）浸泡法/擦拭法：一般使用3%浓度，作用30分钟。

（2）喷洒法：使用3%浓度，按照20ml/m³的用量，密闭60分钟（接触人员服装可悬挂房间内同时消毒）。

（3）其他方法：漱口使用1.0%～1.5%浓度；冲洗伤口使用3%浓度。

4. 二氧化氯

适用于医疗器械、餐具和环境消毒。常用消毒方法有浸泡、擦拭、喷洒等。

（1）浸泡法/擦拭法：低效消毒使用100～250mg/L浓度；中效消毒使用500mg/L浓度；高效消毒使用1000mg/L浓度。浸泡时间均为30分钟。

（2）喷洒法：低效消毒使用500mg/L浓度，作用30分钟；中效消毒使用1000mg/L浓度，作用60分钟。

5. 含氯消毒剂

属高效消毒剂，广谱、低毒、腐蚀性强、受有机物影响大、稳定性差。常用的含氯消毒剂包括次氯酸钠、二氯异氰尿酸钠、三氯异氰尿酸，适用于餐具、环境、水体和疫源地等消毒。常用消毒方法有浸泡、擦拭、喷洒与干粉消毒等。

（1）浸泡法：低效消毒使用250～500mg/L浓度，作用10分钟以上；高效消毒使用2000～5000mg/L浓度，作用30分钟以上。患者的痰、呼吸道分泌物、体液和血液等污染液体使用1000mg/L氯消毒剂作用30分钟后倾倒。

（2）擦拭法：手术台及床垫使用500～1000mg/L浓度，作用30分钟。地面及1m以下墙壁使用500mg/L浓度擦拭，回风口过滤网使用500～1000mg/L浓度擦拭。

（3）喷洒法：低效消毒使用1000mg/L浓度，作用30分钟以上；高效消毒使用2 000mg/L浓度，作用60分钟以上。

（4）干粉消毒：对排泄物的消毒，加入干粉，使有效氯浓度达到10 000mg/L，作用2～6小时；对污水的消毒，加入干粉，使有效氯浓度达到50mg/L，作用2小时。

（二）消毒液配制方法

1. 配置物品准备

在配置消毒液前，需准备好包括工作服、乳胶手套、一次性帽子和医用口罩在内的个人防护用品，以及带刻度的量杯、带盖容器、电子秤、勺子、搅拌棒等配置用品。此外，还需准备消毒原液/片剂/粉剂和浓度试纸。

2. 计算消毒剂用量

计算消毒原液用量公式如下：

$$所需原液量（ml）=\frac{拟配消毒液浓度（\%）×拟配消毒液量（ml）}{原液有效含量（\%）}$$

计算消毒片剂用量公式如下：

$$所需消毒片剂数=\frac{拟配消毒液浓度（mg/L）×拟配消毒液量（L）}{消毒剂有效含量（mg/片）}$$

计算消毒粉剂用量公式如下：

$$所需消毒粉剂重量（g）=\frac{[拟配消毒液浓度（mg/L）×拟配消毒液量（L）]/1000}{消毒剂有效含量（\%）}$$

3. 配置消毒液

配置人员应在穿戴好个人防护用品后开始配置消毒液。按照计算公式准备相应量的消毒原液/片剂/粉剂，使用量杯量取对应的水，将消毒剂加入水中，使用搅拌棒搅拌均匀或至完全溶解。使用浓度试纸浸入配置好的溶液中1秒，30秒内与标准色块进行比较，评价是否达到了所需的浓度。浓度符合要求后，消毒液配置完成，应存放于加盖容器内保存待用。

（三）常用消毒方式

1. 物体表面消毒

对物体表面进行消毒，应根据被消毒物品表面的情况选择不同的消毒方法。光滑表面（如桌椅表面）宜选择合适的消毒剂进行擦拭消毒，面积较大的光滑表面（如光滑地面）可进行拖拭消毒，对于多孔材料的物体表面宜采用浸泡或喷洒/喷雾消毒法。

擦拭/拖拭消毒或喷洒/喷雾消毒均应覆盖所有被消毒表面，作用30分钟后用清水除去残留消毒剂，被消毒表面在消毒规定时间内应保持湿润。采用浸泡消毒应将被消毒物品完全浸没于消毒液中，作用30分钟后取出，用流动水洗去残留的消毒剂；浸泡过程中如添加其他物品，需重新计算消毒时间。

2. 空气消毒

常用的空气消毒方法包括熏蒸法和超低容量喷雾消毒。消毒需在无人且关闭门窗的情况下进行，消毒人员需做好个人防护。采用熏蒸消毒法时，需将过氧乙酸稀释成5000 ～ 10 000mg/L水溶液，在60% ～ 80% 相对湿度、室温下加热蒸发，过氧乙酸量按1g/m³计算，熏蒸消毒2小时。采用超低容量喷雾消毒法时，用2%过氧乙酸8ml/m³，消毒1小时。完成消毒后，需打开门窗散去残留消毒剂。

（四）注意事项

1. 使用前应认真阅读产品包装上的产品说明、使用范围、使用方法和注意事项等，并严格遵照执行。

2. 消毒剂应放置于阴凉通风处，避光、防潮、密封保存。

3. 按产品说明，根据有效成分含量按稀释定律配制所需浓度。

4. 多数消毒剂配制后稳定性下降，应现用现配、使用前监测浓度。连续使用的消毒剂应每日监测浓度，或每次使用前监测浓度。

5. 用过的医疗器材和物品，应先去除污染，彻底清洗干净，再消毒。

6. 用于浸泡消毒时容器应加盖，并存放于通风良好的环境中。

7. 消毒剂均有一定的腐蚀性，不宜长时间浸泡物品或残留在物品表面，作用时间达到后应取出或采取有效措施去除残留消毒剂。

8. 消毒人员应做好个人防护，必要时戴口罩、橡胶手套、护目镜或防护面屏等。

9. 空气的化学消毒一般为终末消毒，即在传染源离开或病情好转不再具有传染性时进行。

10. 消毒后要对拖把进行干燥处理，要专区专用，特别是耐多药结核病房要有专用拖把，禁止与其他区域混用。

11. 痰及口鼻分泌物要做到随时消毒；如果不能做到，应将痰或口鼻分泌物用防渗的材料包裹好，集中回收处理。

12. 一般情况下，患者的衣物和被褥只需进行清洗和晾晒。

13. 采用化学消毒剂进行空气消毒时，门窗要关闭，室内不能有人。消毒结束后，要去除掉室内物体表面的化学消毒剂。

14. 对普通细菌有较强杀菌作用的新洁尔灭，对结核分枝杆菌几乎无消毒作用。

第四节　呼　吸　防　护

　　呼吸防护是在医疗卫生机构呼吸防护规划的整体框架下，采用医用防护口罩等防护用品或装备来减少致病因子向医务人员、进入医疗卫生机构内的人员或处于高传播风险场所的其他人员的传播。呼吸防护用品按防护原理可分为过滤式呼吸防护用品（如口罩）和隔绝式呼吸防护用品（如医用正压防护服）。正确佩戴呼吸防护用品可防止空气中的病原微生物进入呼吸道，有效预防呼吸道感染性疾病，保护易感人群。口罩是最常使用的呼吸防护用品。

一、口罩的类型及适用场景

　　口罩种类繁多，按用途可分为工业用、医用和民用三大类，在结核感染预防与控制工作中应使用医用口罩。医用口罩多采用一层或者多层非织造布复合制作而成，具有阻隔液体、过滤颗粒物和细菌等效用，按性能特点及适用范围可分为医用防护口罩、医用外科口罩和一次性使用医用口罩。医用口罩属于依法监管的医疗器械，其生产工艺和质量须达到国家或行业标准要求，不同类型的医用口罩遵循的标准、防护性能和适用场景不同，因此，针对在不同场景、不同人群选用正确类型的医用口罩是达到有效呼吸防护的前提。

1. 医用防护口罩

　　（1）标准：医用防护口罩须符合《医用防护口罩技术要求》（GB 19083—2010）的标准，口罩应覆盖佩戴者的口鼻部，应有良好的面部密合性，表面不得有破洞、污渍，不应有呼气阀。用2ml合成血液以10.7kPa（80mmHg）压力喷向口罩外侧面后，口罩内侧面不应出现渗透。在气体流量为85L/min情况下，口罩的吸气阻力不得超过343.2Pa（35mmH$_2$O），口罩对非油性颗粒的过滤效率应符合表4-2的要求，至少不得低于95%。

　　医用防护口罩的国际标准主要有两个，包括美国国家职业安全与健康研究所的NIOSH标准和欧盟Conformite Europeenne (CE)标准。NIOSH将口罩分为N、R、P三类，其中"N"表示口罩可防护非油性悬浮颗粒，"95"表示过滤效率为95%，即N95口罩对空气动力学直径0.3μm非油性颗粒的过滤效率达到95%以上。FFP2口罩是指达到欧盟标准（CEEN149：2001）的口罩，对空气动力学直径0.3μm固体颗粒（包括油性颗粒和非油性颗粒）的过滤效率达到94%以上。GB 19083所规定的过滤效率和检测方法与NIOSH标准相似，GB 19083过滤效率等级为1级的口罩防护效率与N95相当。

表4-2　GB 19083过滤效率等级

等级	过滤效率/%
1级	≥95
2级	≥99
3级	≥99.97

（2）适用场景：医用防护口罩可有效降低佩戴者被经空气传播的呼吸道传染病传染的风险，适用于高暴露风险人群。医务人员在接触传染性肺结核患者以及进行高风险操作（如支气管镜检查、气管插管、痰诱导、尸体解剖等）时，均需佩戴医用防护口罩。传染性肺结核患者的探视者和陪护人员在接触和照顾患者时也应佩戴医用防护口罩。

选择适宜的医用防护口罩并正确佩戴是发挥医用防护口罩保护效能的前提。因此，佩戴者需在适合性测试的基础上选择口罩，并正确佩戴。需要特别注意的是，在医用防护口罩内部或外部加戴其他口罩的做法是不可取的，前者将直接破坏颜面部与口罩之间的贴合度，后者会通过增加口罩内呼吸阻力的方式影响贴合度，均会导致泄漏风险升高，使医用防护口罩难以达到预期的防护效果。

2. 医用外科口罩

（1）标准：医用外科口罩须符合《医用外科口罩》（YY 0469—2011）标准，保持外观整洁平整、形状完好，表面不得有破损、污渍。口罩佩戴好后，应能罩住佩戴者的鼻、口至下颌。口罩上应配有鼻夹，由可塑性材料制成，长度不小于8.0cm。2ml合成血液以16.0kPa（120mmHg）压力喷向口罩外侧面后，口罩内侧面不应出现渗透。口罩的细菌过滤效率不小于95%，对非油性颗粒的过滤效率不小于30%。口罩两侧面进行气体交换的压力差应不大于49Pa。

（2）适用场景：医用外科口罩适用于普通门（急）诊、普通病房医务人员或相关人员的基本防护，以及在有创操作过程中，为防止病原微生物、体液、颗粒物等的直接穿透提供物理屏障，但不能有效降低佩戴者被经空气传播的呼吸道传染病传染的风险，不适用于高暴露风险人群。

肺结核可疑症状者或肺结核患者佩戴医用外科口罩，可在一定程度上隔阻其产生的传染性飞沫核的播散能力，有助于降低感染同一时空其他人员的风险。因此，传染性肺结核/疑似肺结核患者/肺结核可疑症状者在医疗卫生机构就诊或到其他公共场所时，应佩戴医用外科口罩。

3. 一次性使用医用口罩

（1）标准：一次性使用医用口罩须符合《一次性使用医用口罩》（YY/T 0969—2013）的标准，口罩外观整洁、形状完好，表面不得有破损、污渍。口罩佩戴好后，应能罩住佩戴者的鼻、口至下颌。口罩上应配有鼻夹，由可塑性材料制成，长度不小于8.0cm。口罩的细菌过滤效率不小于95%，两侧面进行气体交换的通气阻力应不大于$49Pa/cm^2$。

（2）适用场景：一次性使用医用口罩对致病性微生物的防护作用不确切，可用于普通环境下的一次性卫生护理，或致病性微生物以外的颗粒（如花粉等）的阻隔或防护，不推荐在医疗卫生机构内使用。

二、口罩的佩戴和脱取

（一）医用防护口罩的佩戴和脱取

1. 进行手卫生后，一手托住防护口罩，有鼻夹的一面背向外，鼻夹位于指尖，如图4-2A。

2. 将防护口罩罩住鼻、口及下颌，鼻夹部位向上紧贴面部，如图4-2B。

3. 用另一只手将下方系带拉过头顶，放在颈后双耳下，如图4-2C。

4. 再将上方系带拉过头顶，放在脑后较高位置，如图4-2D。

5. 将双手指尖放在金属鼻夹上，从中间位置开始，用手指向内按鼻夹，并分别向两侧移动和按压，根据鼻梁的形状塑造鼻夹，如图4-2E。

6. 佩戴气密性检查。

7. 脱取口罩时双手不能触及口罩，用手将颈后的下方系带从脑后拉过头顶，拉上方系带摘除口罩，用手仅捏住口罩系带丢至医疗废物容器内。

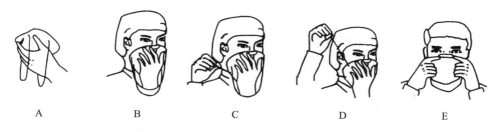

A   B   C   D   E

图4-2 医用防护口罩的佩戴和脱取

（二）医用外科口罩和一次性使用医用口罩的佩戴和脱取

1. 口罩鼻夹侧朝上，深色面（防水面）朝外（或褶皱朝下）。

2. 上下拉开褶皱，将口罩覆盖口、鼻、下颌；口罩下方带系于颈后，上方带系于头顶中部。如图4-3。

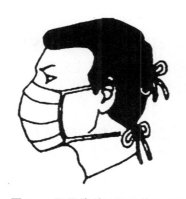

图4-3 医用外科口罩佩戴方式

3. 将双手指尖放在鼻夹上，从中间位置开始，用手指向内按压，并逐步向两侧移动，直至紧贴鼻梁。

4. 根据面部形状，调整系带的松紧度，使口罩周边充分贴合面部。

5. 脱取口罩时双手不要接触口罩前面（污染面），先解开下面的系带，再解开上面的系带，用手仅捏住口罩系带丢至医疗废物容器内。

（三）注意事项

1. 使用任何一种口罩都应仔细阅读产品使用说明，并严格按要求使用。

2．使用前应检查口罩的完整性。

3．佩戴和脱取口罩前都要做好手卫生。

4．佩戴口罩时不能只用一只手捏鼻夹。

5．每次佩戴医用防护口罩进入工作区域之前，都应进行气密性检查。

6．口罩系带于脑后不能交叉。

7．戴眼镜者佩戴口罩前应先取下眼镜，戴好口罩后再戴眼镜。

8．脱取口罩应在相对低风险的区域（如更衣室、缓冲间等）。

三、适合性测试和气密性检查

（一）适合性测试

1．开展时机

适合性测试适用于具有密合性面罩的呼吸防护用品，如医用防护口罩。测试对象是医用防护口罩的使用者，目的是检查使用者面部与某种型号医用防护口罩之间的密合性。

在选择新的医用防护口罩或使用者面部情况发生变化时，都应进行适合性测试；建议对使用中的医用防护口罩定期进行适合性测试，以确保医用防护口罩的使用者能够获得有效防护。

2．操作方法

适合性测试分为定性适合性测试和定量适合性测试。无论采用何种适合性测试方法，受试者胡须或过长的头发都会影响呼吸防护用品与面部之间的密合性，必须刮净胡须，束好面颊处的头发，避免将头发夹在医用防护口罩与面部皮肤之间。受试者应正确佩戴和使用医用防护口罩，测试前将医用防护口罩的固定系统（如头带）调节至较为舒适的程度，佩戴过紧或过松都不利于医用防护口罩与面部的密合，并会造成不适，测试过程中不允许再调整。

（1）定性适合性测试：定性适合性测试前，应先进行敏感度测试，根据敏感度测试的结果选择对应的定性适合性测试程序。

1）敏感度测试：受试者直接戴上头罩，在未佩戴医用防护口罩的情况下，根据受试者能感受到测试试剂的最低喷雾发生次数确定其敏感度。

2）适合性测试：受试者正确佩戴医用防护口罩后戴上头罩，工作人员用喷壶将测试试剂散布在试验头罩内，受试者模拟作业活动，包括正常呼吸、深呼吸、左右转头、上下活动头部、说话等，每个动作持续1分钟。利用受试者对测试试剂特殊气味的嗅觉，判断是否有测试试剂漏入，无泄漏的医用防护口罩即可认为适合受试者。测试中如果受试者感觉到测试试剂的味道，说明存在泄漏，则确定该医用防护口罩不适合受试者。受试者未通过适合性测试时，可另选其他医用防护口罩进行适合性测试。

（2）定量适合性测试：定量适合性测试为客观性测试方法，采用专业的技术设备进行，不依赖人的主观感觉和判断，无须进行敏感度测试，可直接开始适合性测试。受试者正确佩戴医用防护口罩后，借助口罩密合度测试仪器，模拟工作状态下的体态动作，包括正常呼吸、深呼吸、左右转头、上下活动头部、说话等，每个动作持续1分钟。用仪器测量适合性测试全过程中测试剂浓度和漏入呼吸防护用品内的测试剂浓度，计算适合因数，即试验环境中测试剂浓度与医用防护口罩内测试剂漏入浓度的比值，得出所选医用防护口罩的适合性。

若测试得到的适合因数值不小于规定的该类呼吸用品指定防护因数值（assigned protection factor，APF；指一种医用防护口罩在适合使用者且佩戴正确的前提下，其能将空气污染物浓度降低的倍数）的10倍，或不小于生产者提供的产品适合因数值时，判定为该医用防护口罩适合佩戴者。

（二）气密性检查

在每次使用医用防护口罩时，使用者佩戴后应首先进行气密性检查，以确定面部与医用防护口罩之间有良好的密合性，若检查不通过，不允许进入有害环境。气密性试验分为负压气密性试验和正压气密性试验。

1. 负压气密性试验

使用者用双手或一个不透气的材料（如塑料袋）盖住医用防护口罩，用力吸气，如果密合性良好，医用防护口罩会向内略微塌陷。若使用者感觉有气体从密封垫或鼻夹处漏入，需重新调整医用防护口罩位置、头带松紧和鼻夹形状等，直至没有泄漏感为止。

2. 正压气密性试验

使用者用双手或一个不透气的材料（如塑料袋）盖住医用防护口罩，用力呼气，如果密合性良好，医用防护口罩会向外略微鼓起。如果密合性不好，使用者会感觉有气体从泄漏处吹出，需重新调整医用防护口罩位置、头带松紧和鼻夹形状等，直至没有泄漏感为止。

四、口罩的更换和丢弃

佩戴的口罩应定期更换，口罩使用过程中一旦出现污染、浸湿、破损、固定带断裂等情况应随时更换。医用防护口罩在高暴露风险中佩戴时长不允许超过产品标注的最大时长，应按产品标注的使用时长及时更换。如无相应标注，可由同一人员重复使用6～10小时。

健康人群使用过的口罩可按照生活垃圾分类的要求进行处理。结核病/疑似结核病患者佩戴的口罩，应视作感染性医疗废物，严格按照相关流程进行处理。患者家属陪护患者时使用的口罩，也应作为医疗废物处置，不可随意丢弃。

五、口罩采购、储存与管理

口罩的采购应由机构内专人负责，对生产单位及销售商的资质进行严格审查。口罩的生产单位应符合国家、地方有关监督管理规定和要求。口罩的质量及技术指标必须符合国家有关规定和标准要求。口罩须通过正规渠道采购，采购口罩的种类取决于机构内使用人员适合性测试的结果，原则上应保证每个使用者均能获得适合的口罩类型。采购时应注意产品外包装上标识标注是否清晰，是否包括生产商名称和地址、口罩规格型号、相关标准认证、防护效果级别、执行标准编号、产品使用说明、生产日期、推荐使用日期等基本信息。验收时应检查外观是否有污渍、影响使用的变形等。对口罩的颜色、口罩上的字迹、做工质量、气密性及透水性、口罩配件、口罩材质及层数进行检查，确保达到标准样品要求。

口罩包装材料必须无毒、无害、清洁，在储运中应保证密封、不破损、不沾污、不受潮，口罩应保存在清洁、干燥、无油污、无强光直射和无腐蚀性气体的地方，由于各类型口罩均有使用有效期，各机构可根据日常消耗量和供货周期合理控制口罩库存。

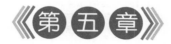

不同区域的结核感染预防与控制

医疗卫生机构中，为结核病患者提供诊疗服务的区域为结核感染预防与控制重点区域，主要包括结核病门诊相关区域、结核病病房、结核病实验室等。患者在不同区域的诊疗活动和停留时间不同，结核传播风险也有差异，各区域应采取的结核感染预防与控制措施也不尽相同。

第一节　结核病门诊相关区域

结核病门诊是结核分枝杆菌传播的高风险区域，包括接诊传染性肺结核患者和/或肺结核可疑症状者的区域，以及产生气溶胶的高风险医疗操作室等。

一、门诊相关区域的风险点及风险操作

结核病门诊相关的区域主要包括预检分诊处、挂号收费处、药房、候诊区、诊疗室、留痰室/诱痰室、支气管镜检查室、影像科、肺功能及心电图检查室等所在的区域。这些区域里，结核病患者、疑似结核病患者、耐多药结核病患者较为集中，人员流动和相互接触频繁，如果结核感染预防控制措施实施欠佳，发生结核传播的风险高。结核病门诊相关区域的风险程度详见表5-1。

表5-1 结核病门诊各区域感染风险点和/或风险操作

结核病门诊区域	风险程度	风险点和/或风险操作
预检分诊处	较高	· 就诊者与分诊人员面对面咨询 · 就诊者可能没有佩戴口罩或者口罩佩戴不规范 · 就诊者停留时间可能较长
挂号、收费处	较高	· 就诊者或其家属与挂号、收费工作人员面对面对话 · 就诊者或其家属可能没有佩戴口罩或者口罩佩戴不规范 · 停留时间较长
药房	较低	· 就诊者或其家属与药房工作人员面对面对话 · 就诊者与药房工作人员中间通常设置有玻璃屏障 · 停留时间较长
候诊区	高	· 就诊者中有结核病患者甚至耐多药结核病患者 · 候诊时间较长 · 就诊者可能没有佩戴口罩或者佩戴不规范 · 通风换气可能较差，尤其是在冬季 · 社交距离、咳嗽礼仪往往被忽视
诊疗室	高	· 就诊者与医生面对面交谈，且时间较长 · 通风可能未达到要求 · 就诊者可能口罩佩戴不规范 · 医务人员可能未规范佩戴医用防护口罩
留痰室/诱痰室	高	· 空间狭小 · 带菌的气溶胶浓度高 · 通风量可能未达到要求
医学影像科	高	· 环境密闭 · 通风可能未达到要求，接受检查者咳嗽等排出的带菌气溶胶不易排出 · 不同类型的就诊者在同一个检查室内检查 · 就诊者检查后不能及时进行空气消毒
纤支镜、肺功能检查室	高	· 就诊者在检查前和检查过程中，因剧烈咳嗽、咳痰甚至呕吐造成室内气溶胶浓度高 · 诊疗环境患者咳嗽的分泌物较多 · 就诊者在检查过程中不能佩戴口罩
B超、心电图特检室	高	· 医务人员与就诊者面对面 · 环境密闭 · 通风可能未达到要求，接受检查者咳嗽等排出的带菌气溶胶不易排出 · 就诊者可能没有佩戴口罩或者佩戴不规范
医学检验科采血处	高	· 医务人员与采血者面对面、彼此距离近 · 就诊者可能没有佩戴口罩或者佩戴不规范，且停留的时间较长 · 通风可能未达到要求，接受检查者咳嗽等排出的带菌气溶胶不易排出 · 环境相对密闭

二、门诊相关区域的结核感染预防与控制措施

（一）建筑布局

医疗卫生机构门诊部应按肠道、肝炎、呼吸道门诊等传染病种分设不同门诊区域，并应分科设置诊室和候诊区。结核病门诊在平面布局中，患者候诊区应与医务人员工作区分开布置，并应在医务人员进出诊断工作区出入口处为医务人员设置卫生通过室。

（二）行政控制措施

主要包括分诊和患者区分体系（即对就诊者路径的管理，以迅速识别和区分疑似结核病患者）、及时开展有效治疗、做好呼吸卫生。结核病门诊各区域的行政控制措施详见表5-2。

表5-2　结核病门诊各区域的行政控制措施

结核病 门诊区域	行政控制措施
预检分诊处	·建立制度、流程及工作人员的岗位职责并落实 ·工作人员要采取标准预防措施 ·标识醒目、有指引牌、提示语或导医人员指引就诊者 ·对就诊者开展咳嗽礼仪/呼吸卫生宣教 ·充分利用网上预约挂号等信息化手段预先指导就诊 ·为患者提供外科口罩或摆放口罩售卖机，并指导其规范佩戴 ·医疗卫生机构不具备结核病救治能力时，按照预定的操作流程及时将患者转诊到具备救治能力的医疗卫生机构
挂号、收费处	·工作人员与患者之间设置玻璃隔档和双向沟通的对讲系统 ·询问就诊者的症状，以识别普通患者、结核病患者或疑似结核病患者，将其分诊到不同的诊室 ·工作人员采取标准预防措施；配备有效、便捷的手卫生设施
药房	·工作人员与患者之间设施玻璃隔档和双向沟通的对讲系统 ·设置不同类别患者取药窗口 ·标识醒目 ·合理设定不同类别患者取药流程 ·工作人员采取标准预防措施；配备有效、便捷的手卫生设施

续 表

结核病 门诊区域	行政控制措施
候诊区	·不同类型就诊者分设在不同区域候诊，结核病患者/疑似结核病患者/肺结核可疑症状者与其他就诊者分开 ·划分各类患者的出入路径，标识清晰、醒目 ·有咳嗽礼仪/呼吸卫生知识的宣教材料 ·指导候诊者规范佩戴口罩，患者座位之间的距离大于1m ·公共卫生间配备手卫生设施
诊室	·分设敏感结核病患者诊室和耐药结核患者诊室 ·各诊室独立，布局合理 ·实行"一室一医一患" ·有患者检查后的清洁消毒处置制度和流程
留痰室/诱痰室	·可设置在室外空旷、通风良好、远离其他人员的区域 ·留痰室应设置在门诊区域的下风向，面积不宜过大，以 $1\sim2m^2$ 为佳，设置诱痰区域的房间可适当扩大 ·制订明确的就诊者留痰、痰标本运送流程 ·为就诊者提供螺旋口痰杯，指导其留痰或张贴留痰注意事项
医学影像科	·工作人员与就诊者之间设置玻璃隔挡和双向沟通的对讲系统 ·将不同类别就诊者安置在不同的检查室。如只有一个检查室，宜分时段开展，按非结核病患者、敏感结核病患者、耐药结核病患者的顺序安排检查 ·制订并落实就诊者检查后的清洁消毒处置制度和标准操作规程 ·工作人员采取标准预防措施
纤维支气管镜、肺功能检查室	·制订并落实患者诊疗相关的制度和流程 ·检查室中每次只能为一名就诊者检查，防止交叉感染 ·指导候诊就诊者规范佩戴口罩 ·设置咳嗽礼仪/呼吸卫生等的相关宣传材料和提示语 ·配备有效、便捷的手卫生设施
B超、心电图特检室	·制订并落实患者诊疗相关的制度和流程 ·检查室中每次只能为一名就诊者检查，防止就诊者交叉感染 ·指导就诊者规范佩戴口罩 ·设置咳嗽礼仪/呼吸卫生等的相关宣传材料和提示语 ·配备有效、便捷的手卫生设施

（三）环境控制措施

主要采用通风和消毒的方式，通过落实"稀释、过滤和消毒"三项原则来降低空气中已有的结核分枝杆菌传播的风险。

结核病门诊各区域的环境控制措施详见表5-3。

表5-3 结核病门诊各区域的环境控制措施

结核病门诊区域	环境控制措施
预检分诊处	·应设置在门诊区域的上风向 ·风向应当由工作人员流向就诊者 ·定期对环境空气、物表进行清洁消毒，消毒频次≥2次/天 ·规范处置医疗废物
挂号、收费处、药房	·风向应持续由工作人员流向就诊者 ·定期对室内空气、物表进行清洁消毒，消毒频次≥2次/天 ·规范处置医疗废物
候诊区域	·区域内照明良好，通风量≥12ACH ·定期对环境空气、物表进行清洁消毒，消毒频次≥2次/天 ·规范处置医疗废物
诊室	·医生坐在就诊者的上风向、距离大于1m ·室内通风量≥12ACH ·有条件的医疗卫生机构安装并使用空气消毒装置 ·规范处置医疗废物
留痰室/诱痰室	·室内墙面材料光滑、耐酸碱，易清洁、消毒 ·通风量≥18ACH，配备空气消毒装置 ·定期对室内空气、物表进行清洁消毒，消毒频次≥2次/天；做好保洁、遇污随时处理 ·规范处置医疗废物
医学影像科	·检查室内墙面材料光滑、耐酸碱，易清洁、消毒 ·咨询、登记、介入治疗准备室等功能室，通风量≥12ACH ·各个检查室、咨询、登记、介入治疗准备室等安装并使用空气消毒设备 ·定期对室内空气、物表进行清洁消毒，消毒频次≥2次/天 ·规范处置医疗废物
纤维支气管镜、肺功能检查室	·室内墙面材料光滑、耐酸碱，易清洁、消毒 ·通风量≥12ACH；肺功能检查室通风量≥18ACH ·各个检查室安装空气消毒设备 ·定期对室内空气、物表进行清洁消毒，消毒频次≥2次/天 ·规范处置医疗废物
B超、心电图特检室	·通风量≥12ACH ·各个检查室安装空气消毒设备 ·定期对室内空气、物表进行清洁消毒，消毒频次≥2次/天 ·规范处置医疗废物

三、呼吸防护/个人防护

呼吸防护主要是佩戴医用防护口罩，在开展一些高风险操作时，还需增加其他防护用品。结核病门诊各区域工作人员的呼吸防护/个人防护控制措施详见表5-4。

表5-4　结核病门诊各区域工作人员的呼吸防护/个人防护控制措施

结核病 门诊区域	呼吸防护/个人防护控制措施
预检分诊处、挂号、收费处、药房、候诊大厅、诊疗室、医学影像科	·工作人员佩戴一次性帽子和医用防护口罩 ·定期进行医用防护口罩适合性测试 ·落实医务人员洗手与卫生手消毒指征
纤维支气管镜、肺功能检查室	·检查人员佩戴一次性帽子、医用防护口罩、面屏/护目镜、隔离衣和乳胶手套 ·定期进行医用防护口罩适合性测试 ·落实医务人员洗手与卫生手消毒指征
B超、心电图特检室	·检查人员佩戴一次性帽子、医用防护口罩、乳胶手套 ·定期进行医用口罩适合性测试 ·落实医务人员洗手与卫生手消毒指征

四、留痰室的设置要求与建议

留痰室是患者通过剧烈咳嗽留取痰标本的场所，易产生大量带菌气溶胶。如果留痰室设置不合理、通风不良、未采取有效消毒等措施，均易造成患者之间的交叉感染。

（一）设置位置及通风量

医疗卫生机构应指定专门的留痰处，不得在诊室、走廊、卫生间等室内公共空间留痰。理想的留痰处应为室外空旷区域，具备充分良好的通风条件，同时要考虑到天气、气候因素的影响以及患者隐私保护，应设置带有顶棚和四周遮挡的留痰处，四周遮挡以不影响室外自然通风为宜。

设置室内留痰处有更高的要求，原则上应相对独立，并设有缓冲前室；房间面积不宜过大，以 $1 \sim 2m^2$ 为宜，设有诱痰装置的留痰室可适当扩大；

留痰室相对于缓冲前室、走廊等外部区域应为负压，每级压差不小于5Pa，通风量不低于18ACH；如留痰室内安装带有机械通风功能的专用留痰设备，通风量应不低于12ACH；留痰室空气应经过高效过滤后外排。上述要求也可通过集成化的移动式留痰室实现（图5-1）。

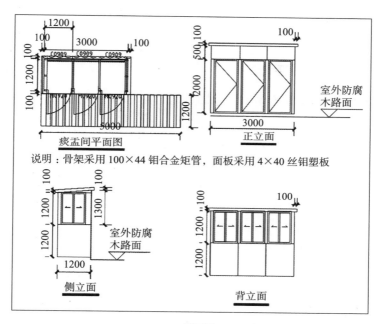

A　平面图

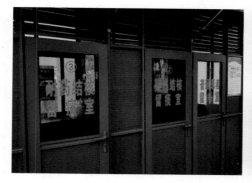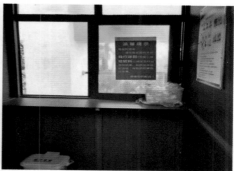

B　效果图

图5-1　留痰室的设置

（二）设置数量建议

医疗卫生机构应当依据常年患者门诊数量，设置1～3间留痰室，供疑似结核患者、敏感结核病患者以及耐药结核病患者分别使用。示意图见图5-1。结核病患者住院病房区域的留痰室也可参照上述要求设置，综合考虑住院患者数量、病区设置、结核病患者类型等因素，根据实际需要设置相应数量的留痰室。

（三）使用及管理建议

1. 张贴正确留取痰标本的示意图、运送流程和咳嗽礼仪等方面注意事项的宣传图。

2. 根据需要设置诱痰设备和相关用品。

3. 留痰室应有专人管理，家具、门及把手等耐酸的物表，用含有效氯500～1000mg/L的消毒液进行擦试消毒，地面用含有效氯1000mg/L的消毒液进行拖拭，30分钟后需用清水擦拭或者洗去残留液。每日消毒频次不少于2次，可根据使用频率相应调整。

4. 定时采用紫外线杀菌装置进行空气消毒，每天至少消毒2次，每次照射不少于30分钟。

第二节 结核病病区

结核病病区是结核病患者接受诊疗的区域，如果未采取结核感染预防与控制措施或措施无效，易造成患者与医务人员、患者之间的交叉感染。

一、结核病病区的风险点及风险操作

结核病病区收治的是已明确诊断的结核病患者或需鉴别诊断的疑似结核病患者。活动性肺结核患者在咳嗽、咯痰、唱歌、大声说话等时，可向环境中排出带有结核分枝杆菌的飞沫，进而变成小而轻的飞沫核，扩散并长时间悬浮在整个室内空间。在病区内对结核病患者进行气管插管、气管切开、无创通气、插管前建立人工气道、吸痰/诱痰和心肺复苏等操作时，易形成气溶胶，增加结核分枝杆菌传播的风险。若病区布局不合理、未分开安置不同类型的患者、通风不良、未采取有效消毒、医务人员个人防护不正确，可引起结核病在患者与医务人员、患者之间的传播。

二、结核病病区的结核感染预防与控制措施

（一）病区布局

结核病病区最好设置在单独的建筑内，如无法实现，结核病病区最好不要与其他病区在同一楼层，宜设有相对独立的出入口。结核病病区内应将不同类型的结核病患者分开安置，可设立病原学阳性结核病、病原学阴性结核病、多耐药/耐多药/广泛耐药结核病、结核病重症加强治疗等病房，按照患者的结核病类型、所处免疫状态及病情的严重程度，将患者安置到相应病房开展治疗。

结核病病区应分为清洁区、潜在污染区和污染区，应将污染区（高风险区域）置于下风向。应设立医务人员通道和患者通道，医务人员通道设在清洁区一端，患者通道设在污染区一端，在不同清洁等级区域之间应设缓冲间。缓冲间两侧的门不应同时开启，以减少区域之间的空气流通。各区域划分应明确，标识清晰。结核病病区的通风系统应根据不同区域设置，应配备方便可及的流动水洗手和卫生手消毒设施，整个病区的流动水洗手设施均应使用非手触式水龙头开关。

（二）患者未明确诊断期间的结核感染预防与控制措施

1. 早诊断

开展结核分枝杆菌快速检测和鉴别诊断所需的检查，尽早诊断，便于尽早对患者开展有效治疗。

2. 患者安置

诊断前应安置在单人间病房（带独立卫生间），避免与其他患者接触。

3. 健康教育

对患者开展宣传教育，使其掌握正确的咳嗽礼仪，患者离开病室时需佩戴医用外科口罩。

4. 加强通风

在温暖季节或温度适宜时，优先采用自然通风。自然通风不良时，采取机械通风、混合通风或通过高效颗粒空气过滤器的循环风等方式改善病房通

风状况，不能使用中央空调进行通风换气。

5. 空气消毒

可使用上层空间紫外线杀菌装置，不具备条件时须在室内无人时每天用无遮挡式紫外线照射杀菌灯进行空气消毒。

6. 呼吸防护

医务人员进入污染区或为患者提供诊疗操作时，应佩戴医用防护口罩；探视者须佩戴医用防护口罩。

7. 探视管理

制订严格探视管理制度，制度中应包括探视路线、探视时间及人员数量要求、探视人员的防护等。

（三）患者明确诊断后的结核感染预防与控制

1. 患者安置

（1）按照患者的结核病类型（病原学阴性、病原学阳性、多耐药/耐多药/广泛耐药）及所处免疫状态，将其安排到相应病房开展治疗。条件允许时，可将不同治疗阶段的肺结核患者分室安置，并设立明显标识以区分不同类型患者的病区、病房或隔离区域。当同一类型或同一治疗阶段的结核病患者安置于一室时，病床间距不少于1.2米。如果隔离病房数量有限，应优先将病原学阳性的肺结核患者进行隔离。

（2）多耐药/耐多药/广泛耐药结核病患者应安置在负压病房或带有独立卫生间的单人间病房，条件受限时同类型的患者可多人间安置。

（3）TB/HIV双重感染者可安置在结核病病区，但须住单人间。不应将TB/HIV双重感染者与未感染结核病分枝杆菌的HIV/AIDS患者安置在同一病区。

2. 早治疗

基于药物敏感性试验的结果，尽早给予患者正确、有效的治疗方案，并按要求进行随访复查。TB/HIV双重感染者早期应给予抗反转录病毒治疗（ART）和抗结核治疗，定期复查相关指标，监测治疗效果。

3. 探视管理

制订严格探视管理制度，制度中应包括探视路线、探视时间及人员数量要求、探视人员的防护等，儿童不宜进行患者探视。

4. 其他措施

除上述结核感染预防与控制措施外，健康教育、加强通风、空气消毒、呼吸防护等应参照患者未明确诊断期间的措施执行。

（四）其他注意事项

1. 结核病病区的住院患者在相关科室进行检查时，应与其他科室患者分开候诊和检查，如需与其他患者在同一房间检查时，在病情允许的情况下结核病区患者宜最后进行检查，同时应事先通知检查科室做好结核感染预防与控制措施，包括检查结束后进行终末消毒。

2. 结核病患者应首先选择在床旁进行留痰、注射或服药等治疗。床旁留痰期间房间需加强通风，如有必要同房间患者可暂时回避，留痰结束后统一进行环境消毒。结核病病区如设置留痰室，应参照本指南前述要求，根据病区、患者结核病类型分别设置，不同类型结核病患者不共用同一留痰室，以避免因各类结核病患者集中而导致交叉感染的发生。未明确诊断的患者或不同多耐药/耐多药/广泛耐药结核病患者在同一留痰室留痰时，前后两个患者之间应进行环境终末消毒。

3. 肺结核患者呼吸道分泌物较多，应对患者进行呼吸卫生和口鼻分泌物处理的健康教育，告知其应将口鼻分泌物包入纸巾，并丢弃到医疗废物桶内。

4. 医务人员应尽量避免在不必要的情况下进入隔离病房，进入隔离病房的人员（包括医务人员和探视者）均应佩戴医用防护口罩。

5. 医务人员在为传染性肺结核患者进行高风险操作（如气管插管、吸呼吸道分泌物），或进入多耐药/耐多药/广泛耐药结核病病房等环境时，应根据操作的不同危险级别佩戴相应的个人防护用品，包括医用防护口罩、手套、隔离衣（防护服）、鞋套、帽子、护目镜/防护面屏等，并正确使用。

三、负压病房的设置要求与管理

（一）负压病房设计要求

负压病房（negative pressure ward）指采用机械通风方式，使病房空气静压低于周边相邻相通区域空气静压（相邻相通不同污染等级房间的压差不小于5Pa），实现病房区域空气由清洁区向污染区定向流动，从而防止病原微生物向外扩散的病房。有条件的医疗卫生机构可设置负压病房，用于安置耐多药或广泛耐药结核病患者。

负压病房的建筑布局与隔离、通风空调系统的要求可参考《医院负压隔离病房环境控制要求》（GB/T 35428），其设计应符合以下原则。

1. 应设在相对独立的区域，内部设置三区两通道，三区为清洁区、潜在污染区和污染区，两通道为医务人员通道和患者通道，各区域应标识清楚。

2. 各区域之间应设置缓冲间，缓冲间两侧的门不能同时开启，缓冲间内应设置非手触式开关的流动水洗手设施、卫生手消毒设施和风淋装置。

3. 病房的设计与装修应确保其气密性，且便于清洁和消毒。

4. 每间病房内应设置独立的卫生间。

5. 应控制区域间的压差，负压程度由高到低依次为病房卫生间、病房房间、缓冲间与患者通道、医务人员通道，病室的气压宜为 −30Pa，缓冲间的气压宜为 −15Pa。

6. 应有独立的送风系统，污染区的排风应经过高效过滤器过滤后排放。病室采用上送风、下排风，排风口应远离送风口，且置于病床床头附近，靠近地面但应高于地面10cm。

7. 应实现新风机组与排风机组的自动化控制，以确保区域间压差稳定。

（二）负压病房的管理

1. 做好负压病房的日常维护保养，并定期检测其密闭性、气流流向、压差、排风高效过滤器、风机联锁控制系统、通风系统换气次数、新风量等，具体检测方法参照《医院负压隔离病房环境控制要求》（GB/T 35428）的要求。

2. 应定期对负压病房的卫生和环境参数进行监测，并符合以下要求。

（1）空气细菌菌落总数应≤4CFU/（5分钟·直径9cm平皿），物体表面微生物应≤10CFU/cm^2。

（2）污染区和潜在污染区的换气次数宜为10～15次/小时，人均新风量应≥40m^3/h；清洁区的换气次数宜为6～10次/小时。

（3）病房温度宜在20～26℃，相对湿度宜在30%～70%，噪声应≤50dB（A），照度应≥50lx。

3. 使用中的负压病房应符合以下管理要求。

（1）建立负压病房的收治标准，一个负压病房宜安排一名患者，不具备条件时可安排同类型的患者。

（2）在做好硬件管理、严防气体泄漏的基础上，制订应急预案，并定期组织应急演练。

（3）根据病房的建筑布局，按照单向流动原则制订人员、物品的流动路线及相关操作的标准流程，并严格遵照执行。

（4）配备充足的个人防护用品，建立防护用品及数量登记本，无菌物品应标识有效期。

（5）诊疗工作应有计划，集中医疗护理，减少出入频率。

（6）定期对负压病房的医务人员进行培训与考核，确保医务人员规范使用个人防护用品、严格落实手卫生等。

（7）负压病房门窗须保持关闭，限制患者到病室外活动。

（8）及时做好终末消毒，出院时患者物品消毒后方可带出医院，负压病房内的医疗和生活垃圾均按医疗废物处理。

第三节　结核病实验室

结核病实验室是开展结核分枝杆菌检测与研究的必备场所，也是实验室生物安全重点管控部门。标本采集、接收、储存、检测、废物处理等各环节均存在生物安全风险，不仅升高实验室内部人员感染风险，还可能造成感染扩散。加强结核病实验室生物安全管理是实验室保障医疗卫生安全生产必不可少的责任。

一、生物安全实验室的分级

（一）生物安全实验室定义

生物安全实验室指的是通过防护屏障和管理措施，达到生物安全要求的病原微生物实验室。

（二）生物安全实验室分级

根据对病原微生物的生物安全防护水平，将生物安全实验室分为一级、二级、三级和四级，一级防护水平最低，四级防护水平最高。以生物安全一级（biosafety level 1，BSL-1）、BSL-2、BSL-3、BSL-4表示仅从事体外操作的实验室相应生物安全防护水平；以动物生物安全一级（animal biosafety level 1，ABSL-1）、ABSL-2、ABSL-3、ABSL-4表示包括从事动物活体操作的实验室相应生物安全防护水平。从事病原微生物实验活动应当在相应等级的实验室进行。

1. BSL-1/ABSL-1 实验室

适用于操作在通常情况下不会引起人类或者动物疾病的微生物。涉及临床样本的血（尿）常规等检测活动可在 BSL-1 实验室进行。

2. BSL-2/ABSL-2 实验室

适用于操作能够引起人类或者动物疾病，但一般情况下对人、动物或者环境不构成严重危害，传播风险有限，实验室感染后很少引起严重疾病，并且具备有效治疗和预防措施的微生物。按照实验室是否具备机械通风系统，将 BSL-2 实验室分为普通型 BSL-2 实验室、加强型 BSL-2 实验室。涉及临床样本的结核分枝杆菌分离培养、生化鉴定、免疫学试验、PCR 核酸提取、痰涂片检查等初步检测活动应在 BSL-2 实验室或加强型 BSL-2 实验室进行。涉及临床样本的药物敏感性试验推荐在加强型 BSL-2 或以上级别实验室进行。非泛耐药、非多耐药（耐多药）的菌株传代培养、扩增培养等活菌操作的实验活动可在 BSL-2 实验室进行。

3. BSL-3/ABSL-3 实验室

适用于操作能够引起人类或者动物严重疾病，比较容易直接或者间接在人与人、动物与人、动物与动物间传播的微生物。涉及菌株传代培养（不包括样本检测活动中的培养步骤）、扩增培养等活菌操作的实验活动须在 BSL-3 实验室中进行。动物感染实验等相关研究应在 BSL-3 实验室进行。

4. BSL-4/ABSL-4 实验室

适用于操作能够引起人类或者动物非常严重疾病的微生物，我国尚未发现或者已经宣布消灭的微生物。涉及结核分枝杆菌的实验操作不需要 BSL-4 实验室进行。

二、实验室的风险点及风险操作

按照 2023 年公布实施的《人间传染的病原微生物目录》，结核分枝杆菌属于第二类病原微生物，属于高致病性病原微生物，能引起人类或者动物的严重疾病，比较容易直接或者间接在人与人、动物与人、动物与动物间传播。结核病实验室临床常规检测至少在生物安全二级实验室进行，还应使用基于风险评估的方法来确定最适合某个特定实验室的生物安全措施。实验室应建立并维持风险评估和风险控制制度，并明确实验室持续进行风险识别、风险评估和风险控制的具体要求。

（一）涉及致病因子的试验活动

从样本采集、运输、操作及废弃物处理等各环节及实验活动均可能存在风险，实验室处理的材料和每种操作程序是否可能产生感染性气溶胶、每种可能产生气溶胶的技术的操作频次、实验室和每位工作人员的工作量、实验室的位置、疾病的流行病学和实验室服务的患者人群、实验室技术人员的经验水平和能力、实验室工作人员的健康状况等均需在风险评估时考虑。根据产生气溶胶的风险和细菌载量评估结核病实验室活动的风险。一般来说，痰涂片镜检相对其他实验室活动风险较低，痰标本分离培养及结核分枝杆菌分子生物学的标本前处理操作风险相比痰涂片镜检增加，针对阳性培养物进行的菌种鉴定和药敏试验的相对风险度最高。

1. 标本收集与储存

标本采集容器如果不能防泄漏或者未使用螺旋口，在打开时可能产生气溶胶。标本的储存要设立充足的空间，保证标本直立，如果发生倾倒摔落等，则可能污染标本容器的盖子甚至发生泄漏。

2. 标本运输

样本运输过程中，容器破裂、样本溢洒或泄漏等可能导致样本的外泄，增加相关人员感染的风险。

3. 实验样本的接收与开启

结核分枝杆菌临床标本、培养物在运输过程中可能会发生试管破碎或盖子脱落，到达实验室后，实验室人员在接收与开启样本时有产生气溶胶扩散的风险。

4. 实验操作

在诸如标本或培养物的移液、涡旋、离心或摇动等过程中可能会形成气溶胶。气溶胶传染性的程度与颗粒大小、细菌载量、黏度等有关。气溶胶颗粒越小，在空气中停留的时间越长，较小的气溶胶可能会进入肺部更深的部位，从而增加感染的风险。细菌载量主要与被处理材料中细菌的浓度有关。对于涂片阳性标本，涂片镜检结果为 $1 \sim 8$ 条/300 视野的细菌载量为每毫升 $10^3 \sim 10^4$ 个细菌，但对于结果为 3＋以上涂片阳性标本，其细菌载量可能升至每毫升 10^6 个细菌。而阳性培养物的细菌载量更高，可以达到每毫升 $10^8 \sim 10^{10}$ 个细菌。因此，操作培养物时产生的气溶胶会带来更大的感染风险。生物材料的黏度亦会影响形成气溶胶生成的能力，如痰标本的黏度较高，在涂片时降低了产生气溶胶的可能性。而当操作阳性液体培养物或菌悬液时，产生气溶胶的风险则会增加。

在样本转移过程中，如倾倒液体时可能会发生培养物的溅出、泼洒和容器的破碎等，也可造成严重污染。使用移液器或吸管吹打液体有较高的气溶胶产生风险。

5. 研磨

使用研磨器制备菌悬液时，对研磨器内产生压力，可能有感染性物质气溶胶从盖子和容器间隙溢出的风险。使用玻璃研磨器可能破碎，释放感染性物质并伤害操作者。

6. 锐器损伤

如通过皮下注射，针头、玻璃吸管以及破碎的玻璃等可能引起意外的注射入感染性物质。

（二）废弃物的处理及实验清场

1. 待销毁培养包装物转移过程中，可能发生培养物的溅出、泼洒和容器破碎以及移出生物安全柜的实验废弃物外表不消毒或消毒不彻底的风险。

2. 高压蒸汽灭菌器不符合要求或使用不当，可能造成灭菌不彻底的风险。

3. 实验结束后不清场或清场不彻底，可能升高感染的风险。

4. 使用过的锐器未放入合格的锐器盒中，可能造成刺伤或割伤风险。

5. 结核分枝杆菌操作中释放的较大粒子和液滴（直径＞5μm）会沉降到工作台面、实验设备、操作人员工作服等表面，室内空气及操作台面消毒不彻底可能升高感染的风险。实验产生气溶胶带菌微滴核，通过食入或与皮肤、眼睛的接触导致操作人员感染，成为实验室感染的主要途径。

（三）菌株及培养物保存

结核分枝杆菌菌株和/或培养物在冰箱保存不当可能会破碎或出现裂痕，导致泄漏的风险；培养物标识不清可能导致操作者误取或放松对危险的警惕，从而造成危害。

（四）实验室设施设备维修维护

后勤人员或设备工程师对实验室感染性质不了解、缺乏生物安全意识或具有不良的操作习惯均可能导致感染性物质的外泄或接触感染性物质而感染。生物安全设施或设备未能按照规定的维护和检测计划进行维护和检测，可能造成功能异常，如影响生物安全柜风速、风向、滤膜的有效性等。生物安全设施和设备未按照正常的操作程序使用可能造成设备损坏，引发气溶胶产生甚至事故。

（五）意外事件、事故的风险

实验室意外事件/事故包括感染性物质破碎溢出在台面、地面和其他表面，感染性物质溅入眼睛、接触皮肤、被误触是发生概率比较高的感染原因。

（六）被误用或恶意使用的风险

结核分枝杆菌原始样本、菌株在实验及保存期间，有被误用、丢失、被窃、滥用、转移或有意释放的风险。

三、实验室结核感染预防与控制措施

（一）结核病实验室管理要求

结核病实验室应建立和执行生物安全管理体系，各项管理要求应参照《实验室生物安全通用要求（GB19489—2008）》和《病原微生物实验室生物安全通用准则（WS233—2017）》有关内容。

1. 分区管理

实验室工作场所分为办公区和实验区，实验室工作人员应根据各分区的使用规定，开展相应的活动。

2. 人员管理

配备充足人力资源，明确职责。建立工作人员准入及上岗考核制度，对新员工开展岗前培训，每年对工作人员进行2次在岗培训，开展培训效果评估，并记录培训及考核情况。监测实验室人员健康状况，并建立档案。

3. 菌（毒）种或感染性样本管理

结核分枝杆菌菌种及感染性样本保存、使用管理，应依据国家生物安全的有关规定。应有2名工作人员负责菌种及感染性样本的管理。高致病性病原微生物相关实验活动结束后，应当在6个月内将菌种或感染性样本就地销毁或者送交保藏机构保藏。

4. 设施设备运行和维护管理

建立设备运行、维护及保养程序。生物安全柜、压力蒸汽灭菌器等应由具备相应资质的机构进行检测维护，高效空气过滤器应有经过培训的专业人员进行更换。

5. 活动管理

实验活动应依法开展，并符合有关主管部门的相关规定。开展高致病性病原微生物相关实验活动应当有2名及以上的工作人员共同进行。在同一实验室的同一独立安全区域内，只能同时从事一种高致病性病原微生物相关实验室活动。实验室从事高致病性病原微生物相关实验活动的实验档案保存期不得少于20年。

6. 生物安全监督检查

实验室所属机构及其主管部门应当加强对实验室日常活动的管理，定期对有关生物安全规定的落实情况进行检查。不符合规定操作要及时整改。

7. 消毒和灭菌

根据菌种、生物样本及其他感染性材料和污染物，可选用压力蒸汽灭菌方法或有效的化学消毒剂处理。实验室按规定要求做好消毒灭菌效果的监测。

8. 废物处置

实验室废物处理和处置的管理应符合国家或地方法规和标准的要求，由专人负责。

9. 感染性物质运输

应制订感染性及潜在感染性物质运输的规定和程序，包括在实验室内传递、实验室所在机构内部转运及机构外部的运输，应符合国家和国际规定的要求。高致病性病原微生物菌种或样本的运输，应按照国家有关规定进行审批。地面运输应有专人护送，护送人员不得少于2人。

10. 应急预案和意外事故处置

应制订应急预案和意外事故的处置程序，至少应包括组织机构、应急原则、人员职责、应急通信、个体防护、应对程序、应急设备、撤离计划和路线、污染源隔离和消毒、人员隔离和救治、现场隔离和控制、风险沟通等内容。

11. 生物安全保障

实验室所在机构应建立健全安全保卫制度，采取有效的安全措施，以防止病原微生物菌种及样本丢失、被窃、滥用、误用或有意释放。从事高致病性病原微生物实验活动的实验室应在当地公安机关备案，接受公安机关对实验室安全保卫工作的监督指导。适用时，应按照国家有关规定建立相应的保密制度。

12. 内务管理

应有内务管理的规章和程序，包括内务工作所用清洁剂和消毒剂的选择、配制、有效期、使用方法、有效成分检测及消毒效果监测等政策和程序，应评估和避免消毒剂本身的风险。应指定专人监督内务工作，应定期评价内务工作的质量。

（二）结核病实验室设施要求

1. 普通型生物安全二级实验室基本要求

（1）在实验室工作区以外，应设供员工进食、饮水和休息的场所（办公区）；应具备存放外衣和私人物品的设施，将个人服装与实验室工作服分开放置。

（2）在实验区内，应为仪器设备的安装、清洁和维护、安全运行提供足够的空间。空间是否充足应依据承担的工作、开展的检测项目、每个检测项目的工作量、人员数量，预期未来将要开展的检测项目及人员情况等确定。

（3）应根据日常工作性质和流程，在实验室内合理摆放实验设备和物品，配备相应的安全设施、设备和个人防护装备，保证足够的水、电、防火等条件。

（4）结核病实验室的主入口处应贴有生物危害标识，实验室内应有逃生发光指示标识。

（5）实验室主入口须有门禁系统，主入口的门、放置生物安全柜的实验间门应可自动关闭。

（6）应在实验室工作区配备洗眼装置，必要时应在每个工作间配备。

（7）实验室可利用自然通风，但使用机械通风更利于提供安全的工作条件。空气定向流动应是从清洁区流向可能产生气溶胶的区域，然后排出室外。

（8）须在操作病原微生物及标本区域配备二级生物安全柜，并按产品的设计、使用说明书的要求安装和使用。如使用经管道排风的生物安全柜，应通过独立于建筑物其他公共通风系统的管道排风。生物安全柜的摆放位置，需考虑室内通风系统对生物安全柜的气流产生干扰等因素。

（9）应在结核病实验室所在建筑内配备高压蒸汽灭菌器或其他经过风险评估的消毒或灭菌设备。

2. 加强型生物安全二级实验室基本要求

（1）在生物安全二级实验室的基础上，加强型生物安全二级实验室应包含缓冲间和核心工作间，必要时可设置准备间和洗消间等。

（2）缓冲间可兼作防护服更换间。缓冲间的门宜能互锁。如果使用互锁门，应在互锁门的附近设置紧急手动互锁解除开关。

（3）每间实验室应设洗手池，水龙头开关宜为感应式的，宜设置在靠近实验间的出口处。

（4）核心工作间内温度控制在18～26℃，噪声应低于68dB。

（5）应采用机械通风系统，送风口和排风口的布置须符合定向气流的原则，利于减少房间内的涡流和气流死角；通风量应达到6～12 ACH。送风口和排风口应采取防雨、防风、防杂物、防昆虫及其他动物的措施，送风口应远离污染源和排风口；排风应与送风连锁，排风先于送风开启，后于送风关闭。排风系统应使用高效空气过滤器。

（6）核心工作间气压相对于相邻区域应为负压，压差宜不低于10Pa。在核心工作间入口的显著位置，应安装显示房间负压状况的压力显示装置。

（7）应通过自动控制措施保证实验室压力及压力梯度的稳定性，并可对异常情况报警。

（8）实验室应有能防止产生对人员有害的异常压力的措施，围护结构应能承受送风机或排风机异常时导致的空气压力载荷。

（9）实验室内应配置压力蒸汽灭菌器，以及其他适用的消毒设备。

（三）结核病实验室常用生物安全设备要求

1. 生物安全柜

生物安全柜是指具备气流控制及高效空气过滤装置的操作柜，可有效降低病原微生物或生物实验过程中产生的有害气溶胶对操作者和环境的危害。

（1）生物安全柜的类型和选择

1）类型：生物安全柜分为三个等级，分别为Ⅰ级、Ⅱ级和Ⅲ级，其中Ⅱ级生物安全柜又分为A1、A2、B1、B2和C1等五种类型。Ⅱ级生物安全柜在医疗卫生机构和科研环境中使用最为广泛，也在结核病检测实验室中普遍应用，其中又以A2型和B2型最为常见。

2）常用生物安全柜的区别：A2型安全柜与B2型安全柜的主要区别在于A2型安全柜的排出气流经过过滤后有30%排回到室内，而B2型安全柜的排出气流经过过滤后100%外排到室外。由于两种型号的生物安全柜均经过过滤后再排出气流，从生物安全性角度看，这两种型号的安全柜均可满足要求；从安装要求角度看，A2型生物安全柜更加便利。因此，除非实验室操作放射性气体、有毒刺激性气体，开展结核分枝杆菌相关检测，A2型生物安全柜和

B2型生物安全柜均可满足要求。

如选用B2型生物安全柜，需确保实验室有足够的换气量，否则会导致生物安全柜吸入风速过低，引起报警并将严重降低其生物安全性，同时因室内空气大量外排，还需要保证实验室内温度满足实验要求。另外，安装硬导管要求建筑物排风系统必须与厂商的气流需求精确匹配。

（2）安装

1）在考虑将生物安全柜放置在实验室内的位置时，必须考虑实验室内空气流动方向以及人员活动对其有效性的影响。

2）工作中的生物安全柜，空气通过前面开口进入安全柜的速度大约为0.45m/s，气流帘的保护能力很容易受到其他空气流动的破坏。另外，开闭实验室门窗或在距离生物安全柜太近的地方走动，都可能破坏脆弱的保护性气流帘。因此，生物安全柜应尽量放置在远离走动较多的区域附近，如至少保持1.5m以上的距离。在小型实验室中，使用生物安全柜时应限制人员在实验室内走动。

3）放置生物安全柜时，还需要注意其他设备和设施对空气流动的影响。在安全柜的后方及侧方要尽可能留有30cm的空间或者按照厂商安装要求留有足够空间，以利于对安全柜的维护，上方应留有30～35cm的空间，以便准确测量空气通过排风过滤器的速度，并便于排风过滤器的更换。

4）生物安全柜应连接稳定的电源，理想情况下，应通过具有足够容量的专用不间断电源（uninterruptible power supply，UPS）连接，以确保生物安全柜可以运行至少15分钟。发生电源故障时，应立即停止工作，并在15分钟内清除机柜中的气溶胶。

（3）使用

1）对于单人生物安全柜，只允许一名人员在内操作；超过一个人使用会破坏前气流帘并可能使气溶胶外露。

2）在生物安全柜内操作时，不能同时进行文字工作。

3）生物安全柜内空间有限，在开展某些复杂试验操作时可能需要较多的试验材料，但注意不必将所有材料同时放入生物安全柜内，物品过于拥挤会干扰气流。可将干净的物品存放在临近的手推车上，在适宜的时机重新放置或更换试验材料。

4）在生物安全柜中存储过多物品会增加交叉污染的风险，实验前需要去除生物安全柜内不必要的物品。生物安全柜前面的进气格栅不能被纸、仪器设备或其他物品阻挡。可以在消毒剂浸湿的纸巾或垫布上进行实验，以吸收可能溅出的液滴。所有物品应尽可能地放在工作台后部靠近后缘的位置。可产生气溶胶的设备（如混匀器、离心机等）应靠近生物安全柜的后部放置。有生物危害性的废弃物袋、废弃吸管盛放盘和吸滤瓶等体积较大的物品，应放在生物安全柜内的某一侧。耐高压灭菌的生物危害性废弃物袋和吸管盛放盘均不应放在安全柜的外面，否则在使用这些物品时双臂就要频繁进出安全柜，会干扰安全柜空气屏障的完整性，从而影响对人员和物品的防护。

5）实验操作应该按照从清洁区到污染区的方向进行。要将相对清洁的活动与污染的活动所需的材料和活动区域分开。

6）操作时，减少手臂进出和左右移动有助于维持气帘的稳定性。进出安全柜时，双臂应垂直地缓慢进出。手和双臂伸入生物安全柜中等待大约1分钟后，才可以开始对物品进行处理。

7）使用生物安全柜后须进行清洁和消毒。生物安全柜运行15分钟以去除气溶胶，在此期间请勿使用生物安全柜或移除任何物品。15分钟后，对生物安全柜中的所有物品进行消毒，然后移除物品，擦拭生物安全柜的工作表面、内壁和玻璃正面的内部（如使用70%乙醇）。含氯消毒剂具有很强的腐蚀性，如果使用，需在使用后再用无菌水或70%乙醇擦拭。

8）生物安全柜可一直维持运行状态。如果关闭，则应在关机前运行5分钟，以净化内部的气体。

9）生物安全柜中一般不需要紫外线灯。如使用生物安全柜内紫外线灯，应该每周进行清洁，以除去可能影响其杀菌效果的灰尘和污垢。在安全柜重新认证时，要检查紫外线的强度，以确保有适当的光发射量。

10）在生物安全柜内应避免使用明火。在对接种环进行灭菌时，可使用微型燃烧器或电炉。推荐使用一次性无菌接种环。

11）一旦在生物安全柜中发生有生物危害的物品溢出时，应在安全柜处于工作状态下立即进行清理。要使用有效的消毒剂，并在处理过程中尽可能减少气溶胶的生成。所有接触溢出物品的材料都要进行消毒和/或高压灭菌。

（4）维护和检测

1）首次使用新安装的生物安全柜之前、在实验室内移动生物安全柜时、更换高效空气过滤器或充气室内的组件时都需要对生物安全柜进行检测，每年需定期检测，确保其正常运行。维护需由有资质的专业人员进行，维护检测需对外观、气流模式、流入气流流速、下降气流流速和高效空气过滤器完整性等5个项目进行检测。

2）气流模式、流入气流流速、下降气流流速和高效空气过滤器完整性会影响实验室的生物安全，对于避免或降低实验室获得性感染的风险起到关键作用，因此，这也是现场检测和日常监测需要关注的重点内容。其他检测内容包括外观、噪声、照度、紫外线灯等。

3）生物安全柜在移动和更换高效空气过滤器之前，必须清除污染。最常用的方法是采用甲醛蒸气熏蒸，应由有资质的专业人员进行。

2. 离心机

（1）安装

1）离心机须放置在实验室的相对污染区域内，如靠近生物安全柜，放置在坚固、稳定的工作台上或地面，尽量在符合人体工程学的工作位置，确保所有使用离心机的工作人员均能够看到离心机内部，以正确放置十字轴和离心桶。远离水、水槽或化学药品，避免飞溅。

2）在使用离心机进行分枝杆菌分离培养的标本前处理或处理培养物时，建议使用悬筒式冷冻离心机（水平转子离心机）。

（2）使用

1）由于离心机会产生气溶胶，因此，必须将样品装在带有密封盖的生物安全桶中。在高温环境中或每天进行多次离心时考虑使用冷冻离心机，长时间高温可能会杀死结核分枝杆菌。冷冻离心机温度设置为10～15℃，至少于使用前30分钟开机，在冷却期间离心桶放置在离心机内。

2）离心桶和十字轴应按重量配对，并在装载离心管后正确平衡。

3）离心管内的液体不能装得太满，需在液面距离心管管口之间留出一定空间。

4）应每天检查离心机内转子部位的腔壁是否被污染或弄脏，同时检查离心转子和离心桶是否有腐蚀或裂痕。

（3）清洁和维护

1）日常使用后，关闭离心机并打开盖子，离心机温度降至室温后，擦干水分后盖上盖子。

2）将离心桶、离心桶盖子分开，并放在纸或布巾上擦干。

3）如果没有发生溢出，则每周清洁离心机转鼓、转子、离心桶和盖子。

4）需进行如下检查：离心机水槽是否凝结，离心机滤杯底部的橡胶垫是否破裂、磨损或损坏，转子是否磨损和腐蚀，盖子、圈垫是否完好且位置正确，有无裂纹或折断。

5）必要时清除旧油脂和任何杂物。

3. 高压灭菌器

（1）安装

高压灭菌器运行时可能会产生噪声、发热及释放蒸汽，因此，其摆放位置应远离实验室主工作区。对传染性物质进行消毒时，高压灭菌器应安装带有细菌过滤器的排气阀，过滤器应便于更换，在每次消毒过程中过滤器可自动灭菌。

（2）使用

1）应由受过培训且取得相关资质的人员负责高压灭菌器的操作和日常维护。

2）由有资质的人员定期检查灭菌器柜腔、门的密封性以及所有的仪表和控制器。

3）所有需进行高压灭菌的物品都应盛放在空气能够排出且具有良好热渗透性的容器中；灭菌器柜腔装载要松散，以便蒸汽均匀作用于装载物。高压灭菌液体时，由于液体可能因过热而沸腾，应采用慢排式设置。

4）当灭菌器内部加压时，互锁安全装置可以防止门被打开；无互锁装置的高压灭菌器，应在关闭主蒸汽阀且温度下降到80℃以下后再打开门，操作者应戴适当的手套和面罩防护。

5）在进行高压灭菌效果的常规监测中，生物指示剂或热电偶计应置于每件高压灭菌物品的中心。最好在"最大"装载时用热电偶计和记录仪进行定时监测，以确定灭菌程序是否恰当。

6）灭菌器的排水过滤器（如果有）应当每天拆下清洗。

（四）个人防护装备

1. 实验室工作服

（1）实验室工作服指在前面开口、在普通实验室穿着的服装。

（2）工作人员进入实验室工作区必须穿实验室工作服。

（3）离开实验室前脱下工作服。不得穿实验室工作服或戴手套等防护装备进入食堂、办公室、图书馆、工作人员休息室以及其他公共场所。

2. 实验室隔离衣与防护服

（1）隔离衣可一次性使用或可重复使用，医用一次性防护服不能重复使用。配备的隔离衣应有不同尺码供工作人员选择。

（2）实验室隔离衣应为长袖，在身后系带。实验人员站立时，隔离衣的长度必须达到实验台以下，端坐时隔离衣应完全覆盖膝盖。

（3）工作人员开展有中、高结核感染风险的操作时（如进行痰培养或药敏试验操作时），应穿隔离衣。

（4）如操作过程中因溢洒等发生隔离衣或防护服污染时，必须立即更换。

（5）操作结束后，须按程序脱下防护服。隔离衣不得穿离实验室区域，也不得将与其他便服存放在同一地点，应设置专门的隔离衣存放区。

3. 手套

在实验室工作区须戴尺寸适宜的手套工作，并严格遵守洗手规程。

4. 口罩

在结核病实验室进行相关操作时应选择合适的医用防护口罩、并规范佩戴。

5. 工作鞋和鞋套

进入实验室工作区时，应穿实验室工作鞋或一次性鞋套，离开时应及时脱掉。

（五）降低实验活动过程中产生气溶胶的措施

1. 任何需要涡旋、离心或摇动的容器都必须有防漏盖，且其强度必须足以抵抗在其上操作的机械力。如分离培养进行前处理的容器、药敏试验制备菌悬液的容器均应有适宜的质地，并确保盖子能够旋紧防漏。涡旋或摇动后，需要等待至少10分钟才能打开容器盖子且只能在生物安全柜内进行。

2. 离心分离时需要使用带有生物安全离心桶的离心机，应在生物安全柜中打开生物安全离心桶的盖子。

3. 将液体从一个容器移到另一个容器的任何倾倒动作都会产生气溶胶，切勿将溶液直接倒在另一溶液里。

4. 使用移液器或吸管吹打液体有较高的气溶胶产生风险。为了尽量减少气溶胶的产生，从移液器中排出液体时尽量缓慢，吹打液体时将吸管对准容器的内壁而不是悬空。

5. 锐器损伤可能引起意外注射入感染性物质。应减少使用注射器和针头，在必须使用时，采用锐器安全装置。不要重新给用过的注射器针头戴护套。一次性物品应丢弃在防／耐穿透的带盖容器中。应当用塑料吸管代替玻璃吸管。

（六）降低与结核病实验室检测直接或间接相关的其他风险的控制措施

1. 标本采集和储存

使用适宜的标本采集容器，如螺口痰盒等。标本采集应在远离人群的地方或者专用的采集地点或设施中进行。标本储存应设置专门的区域，必要时配备冰箱，避免与放置试剂的冰箱混用。标本存放时保持直立，避免倾倒泄漏。

2. 标本运输

标本放入塑料内包装中、盖好盖子并保持直立，无泄漏；标本外包装为合格的UN3373包装运输箱；在容器外粘贴识别标签。若运送含有结核分枝杆菌的菌株，应使用合格的UN2814包装运输箱。

3. 实验样本的接收与开启

接收时先核对外包装运输箱信息。将运输箱带至核心间内并喷洒有效消毒剂，作用时间后打开运输箱，对内包装进行消毒；将消毒后内包装在生物安全柜内打开，小心取出样品管，观察是否有样品管破裂或溢洒，并核对实验样本信息。

4. 废弃物处理

在生物安全柜内产生的所有感染性废弃物均要经过消毒，用耐压防漏的包装袋两层包装，经高压蒸汽灭菌后交专业医疗废物处理公司处理；建立高压蒸汽灭菌效果验证程序，出具检定或校准报告，使用化学指示卡及生物指示物监测高压蒸汽灭菌效果，记录灭菌物品明细、灭菌温度和时间等；阶段工作结束后，采用有效消毒剂清除工作区的污染；使用后锐器须放到合格的锐器盒中，封闭后按医疗垃圾处理。

5. 室内空气及操作台面消毒

选择有效终末消毒措施，如过氧化氢熏蒸等；空气消毒可使用紫外线灯；污染物消毒可采用75%乙醇或5000mg/L含氯消毒剂；所有感染性废弃物均应高压蒸汽灭菌后移出实验室；实验室桌面及地面可用1000mg/L含氯消毒剂擦拭消毒；非一次性防护用品消毒可用75%乙醇擦拭防护用品表面并进行高压蒸汽灭菌处理；实验记录的数据传输可以用传真或扫描方式进行或将原始记录按顺序平铺于工作台，使用紫外线灯正反照射1小时以上再取出。

6. 菌株及培养物保存

选择耐低温的、坚固的塑料菌株保存管或瓶保存菌株或培养物；使用耐低温并牢固的标识注明储存编号、样品名称、储存日期、储存者等重要信息，存放在专用保存冰箱中；在冰箱中取出菌株和/或培养物时注意个人防护。

7. 实验室设施设备的维修维护

经实验室终末消毒或确定去除污染后，在管理人员和/或实验室主管监督下，后勤人员或设备维修工程师方可进入生物安全实验室；进入人员要了解实验室感染工作性质及安全程序。各种设备尤其是生物安全相关设备一定要制订维护和检测计划，除日常维护外，确保有资质的提供商对设备进行检测和维护，并出具相应的检测报告。

8. 意外事件、事故的风险

制订实验室意外事件/事故处置应急预案，并定期演练。常见意外及处置：生物安全柜外溅洒、生物安全柜内或台面溅洒时使用有效消毒剂消毒；离心管破裂，离心管适配器、离心杯及杯盖应浸泡有效消毒剂中，放置24小时后高压蒸汽灭菌处理；皮肤刺伤要挤出血液后立即消毒；溅入眼中要及时冲洗眼部10分钟。清理用的所有物品均需要高压蒸汽灭菌处理。所有意外事件都要执行事件或事故报告程序，必要时启动临床症状监测和实验室监测程序，及时记录在案并存档。

（七）实验室意外事故应急处置

1. 实验室应建立应急处置流程及事故报告制度，并配备相关的处置设施。

2. 实验室应确保存有完整的泄漏/溢洒应急处理包，生物安全实验室内、外各设置1个。

3. 生物安全柜外的传染性物质溢出会产生气溶胶，实验室人员应立即撤离受影响的区域。应通知实验室负责人，同时在1～2个小时内禁止工作人员再次进入（张贴标牌进行提示），以便通过通风系统清除气溶胶或使较大的颗粒沉降。

4. 再次进入实验室进行清理时，应戴上手套、实验室防护服和呼吸装置，用布或纸巾盖住溢出物以防溢出，将适当的消毒剂倒在纸巾和附近区域（通常使用5%的漂白剂溶液），从泄漏物的外部边缘开始向中心均匀倾倒或涂抹消毒剂，要作用足够的时间。如果有碎玻璃或其他尖锐物，应将其放入防刺穿的容器中进行处理。将其他受污染的材料放在密封袋中进行后续处理。

5. 当生物安全柜内发生液体溢出时，应立即开始清理程序，并且保持生物安全柜运行。将吸收性纸巾放在溢出区域，并使用恰当的消毒剂。若已经溅到生物安全柜的壁上，先用纸巾清洁，然后用消毒剂擦拭。将受影响的区域用消毒剂覆盖30～60分钟。

6. 离心时应在生物安全柜中装载和卸载离心桶。如果离心过程密封桶（安全杯）内的离心管破裂，应将离心桶浸泡在合适的消毒剂中进行消毒，勿使用漂白剂对金属零件进行消毒。

7. 所有意外事件都要执行事件或事故报告程序，必要时启动临床症状监测和实验室监测程序，及时记录在案并存档。

8. 制订实验室生物安全保障方案，避免生物材料被误用或恶意使用的风险，如设立专柜保存结核分枝杆菌菌种或样本，授权双人双锁管理，关注授权接触敏感性材料的工作人员专业及道德等情绪变化情况，记录保存菌株或样本数量、进出时间、取用人员、贮存位置、批准人和销毁情况以及设施设备监控等，并保存记录档案20年。

第四节　特殊操作的感染预防与控制

结核病传播是由含结核分枝杆菌飞沫核（气溶胶）的播散所致。产生气溶胶的操作，包括但不限于吸痰或留取痰标本、咽拭子采样、支气管镜检查及其他内镜、气管插管及相关操作、手术、心肺复苏、尸检以及采用高速设备（如钻、锯、离心机等）的操作等。针对这些高危操作应采取相应的感染预防和控制措施，以防止结核病传播。

一、痰标本采集时的结核感染预防与控制

1. 指导留痰/诱痰时的结核感染预防与控制

肺结核患者和疑似肺结核患者留取痰标本的过程极易产生气溶胶，容易导致相关人员的结核分枝杆菌暴露。

（1）留痰易产生气溶胶，应选择合适的地点进行。肺结核患者和疑似肺结核患者应在留痰室或空旷的室外区域留取痰标本，医务人员指导患者正确留痰，尽量缩短患者及工作人员在留痰室的停留时间。

（2）痰标本应留置在带盖的（螺旋口）痰标本盒内，标本盒必须盖紧以防泄漏。在放入带有生物危险标志塑料标本袋之前，必须用干净纸巾将容器外壁擦拭干净。

（3）应注意留痰室的清洁、消毒和通风。可采用上层空间紫外线杀菌装置照射杀菌，同时保证足够的通风。

（4）标本需用专用的标本转运箱或转运袋保护，在运送过程中避免打开或泄漏。

（5）做好个人防护。协助采集痰标本的医务人员应规范佩戴医用防护口罩并做密合性检查，戴手套和帽子，必要时穿隔离衣、戴防护面屏或护目镜以及其他必要的个人防护用品。标本运送人员应做好个人防护，佩戴医用外科口罩，如手部皮肤有破损须佩戴手套。

（6）留痰/诱痰时应杜绝无关人员在场。

2. 吸痰时的结核感染预防和控制

部分肺结核/疑似肺结核患者存在咳痰困难，需要吸痰辅助排痰，吸痰过程极易产生气溶胶，执行操作的医务人员需加强个人防护。

（1）相关诊疗区域采用上层空间紫外线杀菌装置照射杀菌，同时保证足够通风。

（2）执行吸痰操作的医务人员应规范佩戴医用防护口罩、手套、帽子，操作时容易产生含结核分枝杆菌的气溶胶，应穿隔离衣、戴防护面屏或护目镜。

（3）医务人员吸痰结束离开病房时须脱手套、隔离衣并进行手卫生；必要时更换医用防护口罩。

（4）吸痰操作时杜绝无关人员在场。

二、呼吸机及附属物品的清洗和消毒

1. 呼吸机的清洗消毒方法

（1）肺结核患者宜使用一次性呼吸机外置管路。推荐在呼吸机的吸气端和呼气端安装过滤器，吸气端和呼气端均安装过滤器的呼吸机内置管路一般不需要常规清洗消毒。

（2）重复使用的呼吸机外置管路及附件应达到一人一用一消毒或灭菌；消毒方法首选全自动清洗消毒机清洗消毒。消毒方法按照清洗、消毒及灭菌技术操作规范进行，应达到中水平或高水平消毒。

（3）呼吸机外置管路的更换频率：使用时间不足1周者每位患者更换一次，长期使用者每周更换或发生明显污染或破损时更换。

（4）呼吸机湿化器内的湿化液应每天清除。湿化器每次使用后应倒掉其内的液体，浸泡消毒，晾干备用。或使用一次性湿化器。

（5）使用呼吸机患者的感染可能与呼吸机管路相关时，应及时更换清洗、消毒外置管路及附件，必要时对呼吸机内部气流通道进行消毒。

（6）医务人员在清洗消毒前应穿戴必要的防护用品，如医用外科口罩或医用防护口罩、帽子、护目镜、手套、防水隔离衣或防水围裙等。清洗消毒应符合《医院消毒供应中心第2部分：清洗消毒与灭菌技术操作规范》（WS 310.2—2016）的要求。

（7）医院使用的消毒剂、消毒器械或其他消毒设备必须符合《消毒管理办法》《医疗卫生机构消毒技术规范》等的规定。

2. 呼吸机各部位的清洗和消毒方法

（1）呼吸机的外表面（包括界面、键盘、万向臂架、电源线、高压气源管路等）：应使用湿润的干净布巾擦拭，每日1次。污染严重和呼吸机用毕消毒时，须用75%医用乙醇或可达到中水平消毒的卫生湿巾擦拭，切勿使液体进入呼吸机内部。

（2）呼吸机外置管路：包括呼吸机呼吸管路、螺纹管、湿化器、集水杯、雾化器等。

1）肺结核患者使用的、可复用的呼吸机外置管路需在专门区域单独清洗消毒，不建议床旁处理。可直接浸泡于氧化类的消毒剂中，做好标识，密闭转运至消毒供应中心专门区域进行处理。清洗消毒前应尽可能将连接部分彻底拆卸，拆卸后应立即清洗、消毒。医务人员在清洁消毒前应穿戴必要的防护用品，如医用外科口罩或医用防护口罩、帽子、手套、防水隔离衣或防水围裙、护目镜或防护面屏。

2）用清洗消毒机清洗消毒：正确放置呼吸机外置管路后，按照清洗消毒机的说明书选择适宜的程序进行清洗消毒。清洗消毒机的最低温度至少应达到85℃，维持时间至少5分钟。呼吸机管路清洗、消毒、烘干自动完成后，装入清洁塑料袋内干燥保存备用。

3）手工清洗消毒：应遵循先彻底清洁、再消毒或灭菌的程序。彻底拆卸呼吸机外置管路的各处连接，仔细检查管道内有无血痂、痰痂或其他污物残留，管道消毒前需彻底清洗干净，如管道中有血痂或痰痂等污物，需要在专用的水槽中用含酶液浸泡后使用专用刷彻底清洗干净。将洗净的管路及附件完全浸泡在符合国家相关规定的有效的消毒液中，可选用复方含氯消毒剂、二氧化氯、邻苯二甲醛、过氧乙酸等，管路中不应有死弯，中空物品中不应有气泡存在。浸泡的时间应根据各消毒液的使用说明书调整，消毒后的管路和配件，应用无菌水彻底冲洗，晾干或烘干装入清洁袋内，密闭干燥保存备用，保存时间为1周。

（3）呼吸机内部管路的消毒按照产品说明书进行。

三、麻醉或气管插管操作中的结核感染预防与控制

1. 麻醉及气管插管操作人员应严格遵守无菌操作规程，佩戴医用防护口罩、穿隔离衣、戴手套、必要时戴护目镜或防护面屏。在进行各项操作前后均应严格进行手卫生、实施标准预防。进行各项有创操作时，应进行手消毒、戴无菌手套，穿刺部位铺置无菌单。

2. 全麻患者经口腔插管前应进行常规口咽部消毒，经鼻插管前可用0.1%聚维酮碘涂擦进行鼻腔消毒。进行气管插管操作时，动作尽量轻柔，以减少呼吸道黏膜损伤。急诊全麻手术或胃内积存液过多等患者，术前放置胃管。

3. 全麻患者术中严密观察生命体征，防止返流与误吸，及时发现和处理管腔堵塞。术后患者需在手术间清醒后方可转回病房，不要进入复苏室，以免污染复苏室环境，造成交叉传播。

4. 插管操作过程中杜绝无关人员在场。

5. 尽量在负压病房中进行插管操作；如无负压病房条件，需采用上层空间紫外线杀菌装置消毒房间，同时保证足够的通风。

6. 肺结核患者宜使用一次性麻醉机外置管路，麻醉机内部管路的消毒按照产品说明书进行。

四、手术中的结核感染预防与控制

1. **基本要求**

（1）手术要求：病原学阳性肺结核患者如病情允许，可先给予抗结核治疗4周，在完善相关检查后再评估是否可进行手术。如需进行急诊手术（危及生命）时，或可进行择期手术但根据患者病情需尽早手术时，应按下述病原学阳性患者手术处理。

（2）填写通知单：手术前应提前通知手术室，并在手术通知单上注明"结核病患者（肺结核或具体哪个部位结核）、病原学阳性或阴性、手术部位是否为结核病灶"。病原学阳性肺结核患者手术或肺外结核患者进行可形成含结核分枝杆菌气溶胶的手术均应在负压手术间进行，如果是正压手术间，应关闭空调和空气净化装置。如为疑似肺结核患者需备注清楚，完善相关检查、

评估结核分枝杆菌传播风险后再安排手术间。如仍不能确定传播性，在手术允许的情况下，按照病原学阳性肺结核患者手术方法处理。

2. 隔离措施

（1）手术间要求：手术间悬挂隔离标志。手术中应始终保持手术间房门关闭，负压手术间应经常观察其负压值，一般不得低于−10Pa。

（2）医务人员应严格执行标准预防原则，采取呼吸道传播的隔离技术标准操作规程。

（3）除手术所需器械外，尽可能使用一次性物品。室内仪器、物品力求精简，将手术间里本次手术不需要的物品移出室外，不能移动的物品用大单遮盖。

（4）隔离手术间内外各设1名巡回护士，所需物品均由室外护士传递，手术间的物品在术中严禁拿出室外，手术期间禁止参观，尽量减少无关人员在现场。

（5）手术中未使用的物品，用清洁包布集中打包，由手术间外护士使用清洁的回收袋、周转箱收纳，标明感染种类后，按照相应标准操作规程处理。

（6）可重复使用的医疗器械、器具和物品应严格遵循《医院消毒供应中心第2部分：清洗消毒及灭菌技术操作规范》（WS 310.2—2016）的相关要求处理。放置于加盖密闭周转箱，送消毒供应中心进一步处理。

（7）患者及标本转送：肺结核患者应佩戴医用外科口罩；转运床上铺一次性床单，应专车专用，用后严格消毒。转运过程中应避免不必要的停留。手术标本转运应使用生物安全转运容器，并粘贴感染性标识。

3. 空气消毒

（1）普通手术室（正压手术室）：按常规进行空气消毒。可选用0.5%（5000mg/L）的过氧乙酸喷雾，用量为20～30ml/m³，作用60分钟；或3%（30g/L）的过氧化氢喷雾，用量为20～30ml/m³，作用60分钟；或采用紫外线灯照射消毒，紫外线灯数量应确保平均照射能量≥1.5W/m³，照射30～60分钟/次。开启净化空调系统达到自净，经生物学检测无致病性微生物后方可使用。

（2）负压手术间手术结束后负压循环应继续运转至少30分钟，再进行物表擦拭消毒。

4. 环境处理

（1）手术台及床垫用500～1000mg/L含氯消毒剂擦拭，作用30分钟。

（2）地面及1米以下墙壁用500mg/L含氯消毒剂擦拭消毒。

（3）回风口过滤网使用500～1000mg/L含氯消毒剂清洗。

5. 人员防护

（1）手术人员应穿防护服，戴医用防护口罩、手套、护目镜或防护面屏。

（2）严格医疗操作程序，手术操作中应避免意外损伤。使用后锐器应放入锐器盒内，禁止徒手传递尖锐医疗器械，禁止用双手将使用后的一次性针头重新盖帽。

（3）医务人员需离开手术间时，应在手术间内按照规定流程脱卸防护用品，并更换清洁拖鞋、帽子等，经沐浴后方可进行其他工作。离开负压手术间后应在缓冲间脱卸防护用品。脱卸防护用品时应严格遵循《医院隔离技术标准》（WS/T311—2023）。

6. 医疗废物

（1）术中敷料、污染的所有一次性用品和废弃物品等，应放置在双层医疗废物包装袋内，严密包扎，标明感染种类，单独运送，按《医疗废物管理条例》进行无害化处理。

（2）切除的人体组织、器官用双层医疗废物包装袋严密包扎，标明感染种类，按病理性废物处理。

（3）患者的痰、呼吸道分泌物、体液、血液等污染液体加入含氯消毒剂溶液或干粉充分搅拌，达到1000mg/L浓度，作用30分钟后倾倒。

五、内镜诊疗和处理中的结核感染预防与控制

1. 肺结核患者诊疗涉及的呼吸道内镜主要包括支气管镜和喉镜，建议使用一次性使用支气管镜、一次性喉镜；复用的内镜使用后应立即按内镜清洗消毒技术规范进行处理。

2. 肺结核患者首选在负压病房或负压手术间进行相关操作，如无相关条件，需在安装上层空间紫外线杀菌装置的独立房间中进行，同时保证足够通风。

3. 可重复使用内镜的清洗消毒应按照以下要求进行。

（1）内镜使用后不建议进行床旁预处理，可直接浸泡于氧化类的消毒剂中，做好标识，密闭转运至内镜洗消间，立即按清洗消毒规范进行处理；确需床旁处理时，可在密封袋内进行，按照先消毒、后清洗、再高水平消毒的程序进行。

（2）消毒前应进行充分清洗；使用自动清洗消毒机处理前，应严格进行

正确的手工清洗。如有条件，可使用专用清洗消毒机清洗消毒。每清洗1条内镜后应更换清洗液。建议使用一次性清洗刷，使用后的可重复使用清洗刷应清洗干净并高水平消毒后备用。应加强清洗消毒槽的清洁与消毒，做好机器自身消毒。

（3）应按卫生许可批件的说明，选择对内镜腐蚀性较低且对分枝杆菌有效的高水平消毒剂，可选用复方含氯消毒剂、二氧化氯、邻苯二甲醛、过氧乙酸等，并严格按产品说明书规定的浓度和时间进行消毒处理。

（4）应定期监测可重复使用的消毒剂的浓度，并应在达到规定使用次数的一半后，在每次使用前测试浓度。当消毒剂下降到规定的浓度以下，或者消毒剂液面下降到不足以完全浸没内镜时，不建议中途添加消毒剂，可直接排弃更换新的消毒剂。如产品使用说明书或厂商给出书面指南，允许中途添加消毒剂，则仍应以原有消毒剂的开始使用时间计算使用期限。

（5）清洗过程中避免无关人员在现场，减少人员暴露。

4. 做好个人防护。内镜诊疗操作应严格遵守无菌操作规程，操作人员佩戴医用防护口罩、手套、帽子，穿隔离衣，必要时戴护目镜或防护面屏。进行内镜清洗消毒的人员穿戴防水隔离衣或防水围裙、帽子、手套、医用外科口罩或医用防护口罩、专用鞋等，必要时戴护目镜或防护面屏。

六、口腔诊疗中的结核感染预防与防控

1. 对于病原学阳性肺结核患者和操作时可形成含结核分枝杆菌气溶胶的肺外结核患者，如病情允许，可先给予抗结核治疗4周，并在完善相关检查后评估是否可进行口腔治疗。

2. 涉及牙、颌、面急性感染、创伤等需紧急处理或病情危及生命时，按照下述措施进行紧急处理。

（1）首选在负压隔离诊室或负压手术间内进行操作，如无相关条件，应选择有独立通风系统的诊室，保证充分通风，悬挂隔离标识，确保一室一医一患，有条件的机构可安装上层空间紫外线杀菌装置。诊疗结束后，诊室通风30分钟或进行紫外线照射消毒；污染的物体表面、地面，如牙椅表面、照明灯、扶手、漱口池、操作台面等，可选用达到中水平以上消毒的卫生湿巾、75%乙醇、500～1000mg/L含氯消毒剂等擦拭消毒。

（2）操作的医务人员佩戴医用防护口罩、帽子、手套，穿隔离衣（防护服），戴护目镜或防护面屏。诊疗过程中，除必要的配合护士外，其他无关人

员原则上不进入诊室。

3．其他措施

（1）诊疗开始前，建议患者用1%～3%过氧化氢或漱口水含漱；诊疗过程中，尽量使用橡皮障，条件允许情况下尽量减少使用超声、高速牙科手机等高速动力装置，可使用低速牙科手机或化学去腐方式代替高速牙科手机减少喷溅，使用强吸减少污染物播散。

（2）减少诊室内的物品摆放，或用覆盖方式减少物表污染，如灯把手、牙椅操作按键、三用枪手柄、吸唾管手柄等易污染、难清洁的物品表面可用一次性隔离膜（套）覆盖。

（3）除口腔诊疗所需的器械外，尽量使用一次性诊疗用品。可重复使用的口腔诊疗器械不建议在口腔门诊器械处理区处理，建议按照《医院消毒供应中心第2部分：清洗消毒及灭菌技术操作规范》（WS 310.2—2016）、《口腔器械消毒灭菌技术操作规范》（WS 506—2016）要求，做好标识，密闭转运至消毒供应中心专门区域进行处理。

第五节　基层医疗卫生机构

社区卫生服务中心／乡镇卫生院、社区卫生服务站／村卫生室等基层医疗卫生机构在结核病防治工作中承担着相应的职责，存在一定结核感染的风险，应采取相应的结核感染预防与控制措施。

一、结核感染风险

基层医疗卫生机构在结核病防治中主要承担着肺结核可疑症状者筛查、疑似肺结核患者推介／转诊、结核病患者管理等工作任务。机构就诊者人数多，人员密集，其中可能有未明确诊断的结核病患者。同时，活动性肺结核患者的督导服药等工作也由基层医疗卫生机构承担，医务人员需与患者接触，均存在较大的结核感染风险。

二、结核感染预防与控制措施

1．门诊应合理布局。接诊肺结核可疑症状者，疑似肺结核患者的诊室、结核病患者督导服药室应相对独立，进出方便，与其他科室，特别是HIV/AIDS自愿咨询门诊、儿科、计划免疫接种室、糖尿病门诊等科室分开。如有条件，则设置单独的出入口，诊室要设置在通风良好处，并且处于诊疗区域的下风向。

2. 落实预检分诊制度。分诊处人员先对就诊者进行问诊，进行肺结核可疑症状筛查，发现可疑症状者应立即进行咳嗽礼仪教育，要求并指导其正确佩戴医用外科口罩，并安排其到指定的候诊区域候诊。

3. 落实分区候诊。设置不同的区域分类安排就诊者候诊，把肺结核患者及肺结核可疑症状者安排在独立设定的候诊区。候诊区应设置带盖的、加消毒液的痰盂，并保证候诊区的良好通风，在自然通风条件不足的情况下，应加装排气扇等通风设备以保证有效通风。

4. 诊疗区应设置醒目的路线图、指引牌、标识等，以便指引就诊者快速到达目的地，减少结核传播风险。

5. 尽量安排肺结核可疑症状者/疑似肺结核患者优先诊治，缩短其在机构停留的时间，减少传播风险。结核病患者服药时间应尽量与其他患者就诊时间分开。

6. 接诊肺结核可疑症状者/疑似肺结核患者的诊室、督导服药室要保证一室一医一患，保证通风良好，在自然通风不良的情况下，应安装排气扇。医务人员应处于上风向，患者处于下风向。

7. 接诊肺结核可疑症状者/疑似肺结核患者的诊室、督导服药室应设置带盖的、加消毒液的痰盂，并安装紫外线灯，每天定时消毒。紫外线灯的安装高度和数量、辐照强度均应符合相关要求。以安装上层空间紫外线杀菌装置为佳。

8. 接诊肺结核可疑症状者/疑似肺结核患者、对结核病患者进行直接面视下督导服药时，医务人员均应佩戴适合的医用防护口罩。基层医疗卫生机构人员在对肺结核患者进行访视时，也应佩戴适合的医用防护口罩。

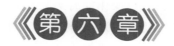

监控与评价

监控与评价是结核感染预防与控制工作的重要组成部分，是评价和改善结核感染预防与控制工作计划中的各项措施的实施过程和结果的方法与手段，通过监控与评价能够加强结核感染预防与控制的执行力，提高结核感染预防与控制的质量，达到降低结核感染风险的预期结果。

第一节　内容与方法

一、监控与评价内容

监控与评价的对象包括医疗卫生机构整体、结核病相关的门急诊区域（含挂号收费处、药房、留痰室、支气管镜检查和胸部影像学等门诊相关检查区域、呼吸科门诊等）、结核病及共患病患者的住院区域和结核病实验室。

监控与评价的主要内容包括机构整体的组织管理活动，以及在上述区域的行政控制、环境控制和个人防护（呼吸防护）等结核感染预防与控制措施的执行情况。

二、监控与评价方法

监控与评价既可以由外部单位和人员开展，也可以由本机构人员开展动态的自我评价，即外部评价和内部评价。医疗卫生机构通过开展持续的、动态的监控和评价活动，并对结果进行充分分析和利用，可掌握本机构结核感染预防与控制的实施现状、改进情况、存在的问题和薄弱环节，以及问题的成因和潜在影响因素。同时，基于评估可确定本机构需要优先解决的结核感染预防与控制问题、制订具有可操作性的解决方案、提出解决问题需要的各类资源（人员、设施设备、经费等）、明确执行时间表等。另外，可将结果向本机构感染控制委员会报告，纳入机构年度感染预防与控制工作计划，促进形成持续改进和提高的良性循环。

（一）频次

通常每年开展一次监控与评价活动，也可根据实际需求或发现存在较为严重的问题时提高频次，改为每半年或每季度开展一次。

（二）方法

可采用查询资料、现场检测、关键知情人访谈、现场观察等方式进行。

1. 查阅资料

（1）制度文件资料：查阅医疗卫生机构印发的成立或调整感染控制委员会组织架构的文件、感染预防与控制工作计划、感染预防与控制经费和设施设备的文件或会议纪要，结核感染预防与控制培训计划和记录、本机构工作人员体检记录和结核病患病记录等资料，本机构手卫生、预检分诊、患者隔离及分类安置、日常通风与消毒、实验室管理和标准操作程序等规章制度等。

（2）工作记录资料：查阅各区域物表和空气消毒记录、手卫生记录、紫外线杀菌装置和通风系统的使用和维护记录，生物安全柜和高压蒸汽灭菌锅等设施设备的使用、维护和定期检测记录，开展医用防护口罩适合性测试的记录，感控个人防护用品、感控设施设备相关耗材的采购和储存记录等。

2. 现场检测

主要包括通风状况，紫外线照射杀菌装置的辐照强度、安装数量和安全性，以及实验室区域生物安全柜等设施设备的评价等。

（1）通风评价：使用发烟管（笔）、风速计和测距仪等设备，在门急诊相关区域（含挂号收费处、药房、支气管镜检查室和胸部影像学检查室、留痰室等）、住院病房和实验室等区域进行。

通风评价的内容包括气流流向是否合理（即由清洁区流向污染区，由医务人员流向患者），以及通风量是否达到污染控制的标准。评价时要考虑通风的类型和日常使用时的状态。

（2）紫外线杀菌装置评价：主要评价内容包括清洁度、辐照强度、职业安全暴露限值和安装数量等。

1）无遮挡紫外线杀菌灯（直接照射）

A．清洁度：观察灯管表面是否清洁，如有灰尘将大大降低紫外线灯的辐照强度，进而影响杀菌效果。应每周使用75%乙醇布巾/棉球对紫外线灯管进行擦拭一次，直至表面清洁为止，发现灯管表面有灰尘、油污等时，应随时擦拭。

B．紫外线灯辐照强度：紫外线灯辐照强度的标准是在垂直1米处，功率为30W的新灯为$\geq 100\mu W/cm^2$，使用中的紫外线灯为$\geq 70\mu W/cm^2$。

测量方法：①做好个人防护，避免紫外线直接照射眼睛和皮肤。②打开紫外线灯预热5分钟。③将长度1米的挂钩放置在紫外线灯的中央处，随后将紫外线强度指示卡水平放置在挂钩上，照射1分钟后，观察指示卡色块颜色，将其与标准色块比较，判断强度是否达标。如使用数字式紫外线辐照强度计，将探头放置在挂钩上，待仪表显示数字稳定后，所示数据即为该紫外线灯的辐照强度。

C．紫外线灯安装数量：房间容积的大小和照射能量的标准决定了需安装紫外线灯的数量，根据《医疗卫生机构消毒技术规范》（WS/T 367—2012），安装紫外线灯的数量为房间的平均照射能量$\geq 1.5W/m^3$。通过计算获得的"安装数量"应向上取整，即为实际需要安装的数量，计算公式如下。

$$安装数量 = \frac{房间容积（m^3）\times 1.5W/m^3}{紫外线灯标称功率（W）}$$

2）上层空间紫外线杀菌装置（遮挡式）

A．清洁度：在断电的情况下，打开上层空间紫外线杀菌装置前部的格栅，观察灯管表面和装置内壁是否清洁。

B．上层空间杀菌区域紫外线强度：上层空间杀菌区域的平均辐照强度要达到$30 \sim 50\mu W/cm^2$。

测量方法：①做好个人防护，避免紫外线直接照射眼睛和皮肤。②打开紫外线灯预热5分钟。③在上层空间紫外线杀菌装置同水平高度，前后左右每间隔1米选定一个测量点（具体选点如图6-1所示），使用数字式紫外线辐照强度计进行测量，通过调整探头朝向得到每一个测量点的最大辐照强度值，做好记录。④将所有测量点的辐照强度值求平均值，即为上层空间杀菌区域的紫外线平均辐照强度。

C．下层空间人员活动区域紫外线强度：我国工作场所短波紫外线的职业接触限值（OEL）为辐照强度不高于$0.13\mu W/cm^2$，8小时辐照量不超过$1.8mJ/cm^2$。

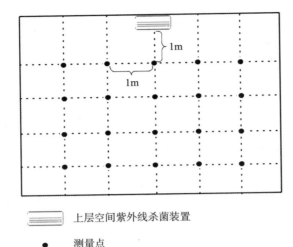

上层空间紫外线杀菌装置

● 测量点

图6-1 上层空间紫外线杀菌装置杀菌辐照强度监测布点示意图

辐照强度的测量方法与杀菌区域测量方法相似，区别在于测量点的高度不同，测量职业接触时的高度为测量人员的眼部和面部水平。使用辐照量作为评价指标时，需使用如下计算公式。

$$辐照量（\mu J/cm^2）=时间（s）\times 辐照强度（\mu W/cm^2）$$

D. 安装数量：上层空间紫外线杀菌装置的紫外线输出功率要求为15～20mW/m³，安装数量的计算公式如下。

$$安装数量=\frac{（15～20mW/m^3）\times 房间容积（m^3）}{上层空间紫外线杀菌装置标称紫外线输出功率（mW）}$$

（3）生物安全柜评价

1）气流模式：安全柜工作区内的气流应向下，不应产生旋涡和向上气流，且无死点；气流不应从安全柜逸出；安全柜前窗操作口的整个周边气流应向内，无向外逸出的气流，且流入气流不应进入工作区。

测量方法：使用发烟管（笔）发出烟雾，沿工作台面的中心线在前窗操作口顶端以上100mm的高度，从安全柜的一端到另一端，以检测下降气流；在观察屏后25mm、前窗操作口顶端上150mm从安全柜一端到另一端，以检测观察窗气流；在安全柜外大约38mm处沿着整个前窗操作口的周边经过，注意观察角落和垂直边缘，以检测前窗操作口边缘气流。

2）流入气流流速：Ⅱ级A1型生物安全柜的平均流入气流流速不应低于

0.4m/s，其他类型Ⅱ级生物安全柜的平均流入气流流速不应低于0.5m/s。测量流入气流流速的方法有风量计法和风速仪法，风速仪法又包括测量排气气流流速来确定流入气流流速（适用于部分气体排入室内的A1型和A2型安全柜）和前窗操作口测量流入气流流速。通过前窗操作口测量流入气流流速是最常用的方法。

测量方法：将前窗开启到工作高度，使用风速仪在前窗操作口平面的两排点测量气流流速，第一排在前窗操作口上沿下约开启高度25%的位置，第二排在75%的位置；测量点间隔约100mm，距离侧边不小于100mm；测量所有点的风速，并用平均值表示流入气流流速。

3）下降气流流速：Ⅱ级生物安全柜的平均下降气流流速应为0.25～0.5m/s。

测量方法：在生物安全柜内的工作区域上方高于前窗操作口上沿100mm的水平面上确定测量点；测量点等距分布，形成的正方形栅格不大于150mm×150mm，测量点最少应有3排，每排最少应有7个测量点；测试区域边界与安全柜的内壁及前窗操作口的距离应为150mm；计算平均值作为下降气流流速。

4）高效空气过滤器完整性：高效空气过滤器是保护检测样本和外界环境安全的重要元件，可以过滤掉99.97%的粒径小于0.3μm的颗粒物，其完整性需要重点关注。不同类型的Ⅱ级生物安全柜的高效空气过滤器安置位置不同，其原理为使用颗粒物计数设备或气溶胶光度计扫描测量高效空气过滤器的上下游的颗粒物数量或者气溶胶浓度，通过计算颗粒物过滤百分比或气溶胶漏过率来评价完整性。需要特别强调的是生物安全柜内不能使用明火，明火除对气流模式产生影响外，火焰还容易损坏高效空气过滤器的完整性，降低其使用寿命。

3. 关键知情人访谈

关键知情人不仅包括医疗卫生机构的相关工作人员，还包括就诊者及其陪护者。

（1）感控科工作人员及各区域医务人员：与感控科工作人员及结核病相关各区域医务人员进行面对面交流，了解该医疗卫生机构在感染预防与控制的行政控制、环境控制、个人防护及健康教育方面的具体执行情况，以及受访者对本机构感染预防与控制工作的认识、评价、存在的问题及改进建议。

（2）就诊者/住院患者及其陪护者：了解其就诊流程和痰标本留置流程，是否接受过咳嗽礼仪和结核病相关知识的宣教，能否正确佩戴外科口罩等。

4．现场观察

通过到医疗卫生机构各区域实地走访，观察以下几个方面的内容。

（1）医疗卫生机构各单独建筑和建筑内的布局，传染病或结核病的诊疗区域是否为单独建筑，所处位置是否为当地主导风向的下风向。

（2）结核病/疑似结核病患者在医疗卫生机构内就诊和检查的流动路径、痰标本的传递路径是否和其他人流、物流存在交叉。

（3）预检分诊是否真正落实。

（4）咳嗽患者是否遵守咳嗽礼仪，佩戴医用外科口罩。

（5）是否有结核感染预防与控制相关的宣传材料和提醒标识。

（6）疑似结核病患者和不同类型的结核病患者（敏感/耐药患者、导致免疫力低下的共患病患者）是否分类隔离安置。

（7）机械通风装置是否正常运行，在采用自然通风的区域门窗是否打开充分通风。

（8）紫外线杀菌装置等感控设施设备是否正确使用。

（9）在中高风险区域的医务人员和其他人员是否正确佩戴医用防护口罩。

（10）实验室操作是否安全规范。

第二节　监控与评价工具包

中国疾病预防控制中心联合美国疾病预防控制中心基于"建立和加强结核病感染控制策略"（building and strengthening infection control strategies，TB BASICS）项目开发了一套适用于中国医疗卫生机构的结核感染预防与控制监控与评价工具。该工具基于系统的、定性和定量相结合的评价指标体系，全面涵盖了结核感染预防与控制的组织管理、行政控制、环境控制和个人防护。

该监控与评价工具包括机构整体水平、门诊及相关区域、住院部相关区域和实验室4张工具量表，能够较为全面地反映被评价机构的结核感染预防与控制现况，可用于现况风险评估，也可用于机构的结核感染预防与控制定期的评估（每季度评估一次），以掌握改进情况。

详细的评估指标、评估结果、指标定义、评估方法和结果记录方法见附录B。

附录 A　结核感染预防与控制工作计划模板

结核感染预防与控制工作计划

单位：×××××××××

20   年 月 日

一、背景信息

1. 单位基本情况

包括单位性质、规模、功能/职能、级别、人员数量、主要地理服务范围和服务人口。

2. 单位工作量

包括上一年的呼吸科/内科门诊量人次数、接诊的肺结核可疑症状者人次数和疑似肺结核患者人次数、上一年的结核病患者住院人次数；上一年完成支气管镜/喉镜检查人次数；结核分枝杆菌痰涂片检查、培养、药敏等人次数；拍摄胸片的数量；确诊为病原学阳性肺结核的患者数；诊断为活动性肺结核的患者数；治疗病原学阳性肺结核的例数；治疗活动性肺结核的例数；医务人员被诊断为肺结核的人数等。

3. 感染控制工作组织架构

（1）结核感染预防与控制工作负责人（姓名和职务）

（2）感染控制委员会成员（姓名与职务）

医院领导（姓名与职务）：

感染控制科（姓名与职务）：

呼吸科（姓名与职务）：

结核病科（姓名与职务）：

辅诊科室（姓名与职务）：

实验室（姓名与职务）：

……

二、目的

描述制订本计划的目的。

三、主要内容

（一）组织管理

包括以下几个方面（可不局限于这些方面）。

1. 建立结核感染预防与控制的书面计划。

2. 结核感染风险的评估，包括方法、频次、范围、执行时间与人员等。

3. 结核感染预防与控制的人力资源建设，包括人员数量要求与培训计划等。

4. 医疗卫生机构的建筑布局。

5. 结核感染预防与控制的健康教育，包括计划、频次、对象、参加人员、具体措施等。

6. 实施监控和评价，包括内容、频次、执行人员、反馈与改进计划等。

7. 预算投入，明确用途、金额、使用部门等。

8. 医务人员的体检计划。

（二）行政控制

应包括相应的制度及实施部门、对象与受众等，如预检分诊及相应措施、通风和消毒、个人防护等具体措施的实施区域、实施者、对象与受众、实施要求等。

（三）环境控制

应包括具体措施及相应的数量、使用部门、检测等配套信息。

（四）呼吸防护

应包括具体措施及相应的数量、检测的配套信息等。

机构负责人（签字）：　　　　　感控计划制定人（签字）：

日期：＿＿＿＿＿＿　　　　　　日期：＿＿＿＿＿＿

附录B 结核感染预防与控制监控与评价工具量表

一、结核感染预防与控制机构水平监控与评价表

指标	回答	定义	方法	结果记录
1. 设有感染防控委员会	已实施：	设立委员会，并发布正式文件	1. 查阅正式文件或会议记录，包括委员会成员名单、职务及职责 2. 询问分管院长	文件名：_____ 分管院长姓名：_____
	进行中：	在成立过程中，未有正式文件		
	未实施：	无文件、无分工、无职责		
	不适用：	适用于所有医疗卫生机构		
2. 指定一名感染防控医生或护士在该医疗卫生机构开展感染防控活动	已实施：	发布正式文件，并明确指出人员及分工	1. 查阅文件，包括专职人员姓名及职责 2. 询问感控科工作人员	文件名：_____ 感控科长姓名：_____
	进行中：	指明人员负责并有明确职责，但无正式文件		
	未实施：	无文件、无人员、无职责		
	不适用：	适用于所有医疗卫生机构		
3. 制订结核感染防控书面计划，并向员工公布	已实施：	有纸质的感控计划，且调查5名员工，≥80%的员工知晓	1. 查阅感染控制计划，包括确保感染控制三个层级（行政控制，环境工程，呼吸防护）顺利实施的政策和措施 2. 医务人员调查，增加调查表	感控计划名称：_____ 感控计划涵盖内容：_____ 医务人员回答： 1. 知晓 不知晓 2. 知晓 不知晓 3. 知晓 不知晓 4. 知晓 不知晓 5. 知晓 不知晓
	进行中：	有纸质的感控计划，但知晓的员工占比为40%～79%		
	未实施：	无计划，或有计划但知晓的员工占比<40%		
	不适用：	适用于所有医疗卫生机构		
4. 设置用于感染防控活动（培训、评估等）的资金预算	已实施：	至少在感控培训、评估、维护和防护设施设备购买等四个方面有足够的经费，能够满足需求的80%及以上	1. 询问感控科工作人员 2. 查阅经费预算和活动申请记录	感控科人员姓名：_____ 经费满足情况： 1. 培训是否 2. 评估是否 3. 维护是否 4. 设备是否
	进行中：	在感控培训、评估、维护和防护设施设备购买四个方面，所获得的经费不能满足要求，但能达到需求的40%～79%		
	未实施：	在感控培训、评估、维护和防护设施设备购买四个方面，所获得的经费只能达到需求的40%以下		
	不适用：	适用于所有医疗卫生机构		

续　表

指标	回答	定义	方法	结果记录
5. 过去一年开展结核感控教育/培训	已实施：	在过去的一年里，至少举办一次针对结核感染控制的培训，且参加的人员占所有员工的80%及以上 在感染控制科、结核病门诊和病房、结核病实验室、呼吸科和内科门诊、感染科门诊和病房、急诊等各科室至少询问1位医务人员	1. 询问感控科工作人员 2. 查阅培训记录，查看参加培训人员名单，计算参加人员比例（参加人员数/所有员工数）	感控人员姓名：_____ 是否有培训记录：有　无 参加人数：____ 所有员工数：____ 比例：____%
	进行中：	在过去的一年里，至少举办一次针对结核感染控制的培训，参加的人员占所有员工的40%～79%；或举办培训，但无相关记录		
	未实施：	未开展过感染控制的培训，或举办一次针对结核感染控制的培训，参加的人员少于所有员工的40%		
	不适用：	适用于所有医疗卫生机构		
6. 进行通风、患者和标本流是否恰当的评估（降低空气感染风险）	已实施：	在过去的一年里，至少开展了针对门诊、病房和实验室的通风状况，患者和标本路径是否恰当的评估且有书面记录	1. 查看评估记录 2. 询问感控科工作人员	1. 评估记录：有　无 2. 感控人员姓名：_____
	进行中：	有结核感染控制相关评估，但内容中未全包括通风、患者和标本流是否恰当，或覆盖区域不完善；或无书面记录		
	未实施：	无评估		
	不适用：	适用于所有医疗卫生机构		

续　表

指标	回答	定义	方法	结果记录
7. 有一个可以跟踪所有结核疑似病例、转诊患者及其痰液标本结果的跟踪系统	已实施：	有跟踪系统/机制，且有具体的形式（纸质的、电子的、有记录的都算）	1. 查阅具体形式 2. 询问结核病门诊、病房和实验室，以及其他门急诊医务人员各至少3人	具体形式：＿＿＿＿＿＿ 询问结核门诊： 1. 有　无 2. 有　无 3. 有　无 病房： 1. 有　无 2. 有　无 3. 有　无 实验室： 1. 有　无 2. 有　无 3. 有　无
	进行中：	有跟踪系统/机制，但无具体形式 询问结核病门诊、病房和实验室，以及其他门急诊医务人员各至少3人，50%及以上人员回答有机制		
	未实施：	各科室/部门之间无信息交流和沟通，从未追踪患者诊疗全过程		
	不适用：	适用于所有医疗卫生机构		
8. 具备符合国家政策的所有结核病病例的登记系统	已实施：	已开通结核病信息管理系统，并有专人填报	查看具体系统（结核病信息管理系统）	是否开通了专报： 是　否 是否有专人填报： 是　否
	进行中：	尚未开通专报系统，但已有纸质版的登记信息且有计划开通专报系统		
	未实施：	未开通专报且无开通计划		
	不适用：	适用于所有医疗卫生机构		
9. 有政策要求为肺结核患者/疑似肺结核患者及其他空气感染疾病患者接触的工作人员提供医用防护口罩	已实施：	为与空气传播疾病患者或疑似患者接触的医务人员提供医用防护口罩且写入正式文件	查看正式文件	文件名称：＿＿＿＿＿＿
	进行中：	有文件显示将实施		
	未实施：	无文件		
	不适用：	适用于所有医疗卫生机构		
10. 有每年培训员工使用医用防护口罩的规定	已实施：	有正式文件要求开展个人防护培训	1. 查看正式文件 2. 询问感控科长	文件名称：＿＿＿＿＿＿ 感控科长姓名：＿＿＿＿＿＿
	进行中：	没有正式文件，但有其他相关要求		
	未实施：	无正式文件且无相关要求		
	不适用：	适用于所有医疗卫生机构		

续 表

指标	回答	定义	方法	结果记录
11. 有对新入职员工和每年对所有员工进行医用防护口罩适合性测试的规定	已实施:	有正式文件要求开展医用防护口罩适合度测试,且有证据显示已开展检测	1. 查看正式文件 2. 查看检测记录和检测设备	文件名称: _____ 是否有检测设备: 是 否 是否有检测记录: 是 否
	进行中:	已开展测试但无文件明确要求		
	未实施:	无政策、不执行		
	不适用:	适用于所有医疗卫生机构		
12. 过去3个月里没有发生医用防护口罩库存不足的情况	已实施:	有库存记录显示在过去3个月内未出现断货	1. 查阅库存记录 2. 询问库管人员	库存记录有无断货: 有 无 库管人员回答有无断货: 有 无
	进行中:	无库存数据,但未出现过库存不足的情况		
	未实施:	有过断货,只要有过一次就算		
	不适用:	适用于所有医疗卫生机构		
13. 每年对员工进行结核筛查	已实施:	有正式文件,且核查结核病筛查纸质记录,全院员工筛查率≥80%	1. 查看相关文件 2. 查看体检记录	文件名称: _____ 体检记录有无TB筛查: 有 无
	进行中:	有正式文件,且核查结核病筛查纸质记录,全院员工筛查率40%~79%;或无正式文件,但全院员工筛查率≥80%		
	未实施:	未做筛查或无筛查记录,或筛查率<40%		
	不适用:	适用于所有医疗卫生机构		
14. 将诊断患有结核的所有员工记录在案	已实施:	有相关规定,且有纸质或电子资料记录员工中的结核病患者情况(如无患者,以有规定为准)	1. 查看规定及记录 2. 询问感控人员	文件名称: _____ 有无记录: 有 无 感控人员回答: 有 无
	进行中:	无相关规定,询问感染控制科工作人员,回答有记录,但无相关证明材料		
	未实施:	无相关规定,无记录,且感染控制科工作人员回答无记录		
	不适用:	适用于所有医疗卫生机构		

续　表

指标	回答	定义	方法	结果记录
15. 能够为患有活动性肺结核患者的工作人员提供治疗	已实施:	有纸质的文件要求对员工中发现的活动性结核病患者开展规范化治疗管理，或将员工中的结核病患者纳入国家规划的管理之中（如无患者，以文件为准）	1. 查看文件 2. 询问感控人员	是否有文件: 是　否 感控人员回答: 是　否
	进行中:	没有纸质文件，或未在专报系统中登记员工中的结核病患者情况；但在问询感染控制科工作人员时，其回答"是"		
	未实施:	没有纸质文件，或未在专报系统中登记员工中的结核病患者情况；且在问询感染控制科工作人员时，其回答"否"		
	不适用:	适用于所有医疗卫生机构		
16. 有缩短患者在医疗卫生机构接受结核诊疗服务时间的规定	已实施:	有正式的文件，明确写出为患者在医疗卫生机构内缩短停留时间提供便利，例如咳嗽筛查、绿色通道、优先诊疗等	1. 查看文件 2. 询问感控人员	文件名称: _____ 感控人员回答: 有　无
	进行中:	没有相关文件，但询问感染控制科工作人员，其回答"有"		
	未实施:	没有相关文件，但询问感染控制科工作人员，其回答"无"		
	不适用:	适用于所有医疗卫生机构		

二、结核感染预防与控制门诊及相关区域监控与评价表

（一）行政控制指标

指标	回答	定义	方法	结果记录
1. 就诊者进入机构时，按照常规询问其咳嗽情况	已实施：	有相关规定的文件，在分诊台/护士台观察护士对患者进行咳嗽筛查；且询问5位患者，≥80%的患者承认接受过咳嗽筛查	1. 查阅相关文件 2. 观察或询问导诊台护士 3. 询问5位患者	1. 文件名称：_____ 2. 观察导诊台是否进行咳嗽筛查：是 否 3. 患者回答是否接受筛查： 1. 是 否 2. 是 否 3. 是 否 4. 是 否 5. 是 否
	进行中：	有相关规定的文件，在分诊台/护士台观察护士对患者进行咳嗽筛查；但40%～79%的患者承认接受过咳嗽筛查；或无文件，但≥80%的患者接受过筛查		
	未实施：	有文件，但＜40%的患者承认接受过咳嗽筛查；或无文件，且＜80%的患者接受过筛查		
	不适用：	适用于所有医疗卫生机构		
2. 为就诊者进行咳嗽礼仪指导和宣教	已实施：	有相关规定的文件，且询问5位有症状的就诊者，≥80%的患者承认接受过咳嗽礼仪指导（口头宣教或派发宣教材料）	1. 查阅相关文件 2. 询问有症状的患者	1. 文件名称：_____ 2. 患者回答是否接受过指导和宣教： 1. 是 否 2. 是 否 3. 是 否 4. 是 否 5. 是 否
	进行中：	有相关规定的文件，但40%～79%的患者承认接受过咳嗽礼仪指导（口头宣教或派发宣教材料）；或无文件，但≥80%的患者接受过		
	未实施：	有文件，但＜40%的患者承认接受过咳嗽礼仪指导（口头宣教或派发宣教材料）；或无文件，且＜80%的患者接受过		
	不适用：	适用于所有医疗卫生机构		

续　表

指标	回答	定义	方法	结果记录
3. 有"咳嗽监察员"协助分诊，提供咳嗽礼仪指导	已实施	有相关规定的文件，且指定"咳嗽监察员"并开展监察活动	1. 查阅相关文件 2. 询问门诊医务人员	1. 文件名称：_____ 2. 监察员姓名：_____
	进行中	有相关规定的文件，但未指定"咳嗽监察员"，或观察其没有开展工作		
	未实施	无相关文件，且没有"咳嗽监察员"		
	不适用	适用于所有医疗卫生机构		
4. 将有咳嗽或其他肺结核可疑症状的就诊者及时与其他人分开	已实施	有相关规定的文件，候诊区域分为不同的区域，门诊的医务人员确认他们会将咳嗽患者与其他患者分开	1. 查阅相关文件 2. 查看患者就诊安置情况 3. 询问调查门诊医务人员	文件名称：_____
	进行中	有相关规定的文件，候诊区域分为不同的区域，但门诊的医务人员不会将咳嗽患者与其他患者分开；或候诊区域没有分区，但门诊的医务人员确认他们会将咳嗽患者与其他患者分开		
	未实施	没有相关文件，患者随意安置，不分区，不分开		
	不适用	适用于所有医疗卫生机构		
5. 有咳嗽或其他肺结核可疑症状的就诊者由"快速通道"交由医务人员接诊，或接受其他门诊服务	已实施	有相关规定的文件，医务人员确认有快速就诊通道，且观察到有咳嗽症状的患者被安排优先就诊	1. 查阅相关文件 2. 观察 3. 询问医务人员	1. 文件名称：_____ 2. 询问的医务人员姓名：_____
	进行中	有相关规定的文件，医务人员确认有快速就诊通道，但观察到有咳嗽症状的患者没有被安排优先就诊		
	未实施	没有相关文件，没有快速就诊通道		
	不适用	适用于所有医疗卫生机构		

指标	回答	定义	方法	结果记录
6. 张贴咳嗽礼仪标识	已实施:	门诊的公共区域（例如候诊区、走廊、检查室、分诊台等）都能看到	观察	
	进行中:	门诊的部分公共区域（例如候诊区、走廊、检查室、分诊台等）可以见到		
	未实施:	未见到		
	不适用:	适用于所有医疗卫生机构		
7. 向有咳嗽症状的就诊者提供外科口罩	已实施:	有相关规定的文件，护士站/导诊分诊台有外科口罩，且观察至少5位有咳嗽症状的患者，≥80%的患者领取到外科口罩	1. 查阅相关文件 2. 查看是否备有外科口罩 3. 询问患者	1. 文件名称：_____ 2. 是否有外科口罩：是　否 3. 患者回答是否收到过外科口罩： 1. 是　否 2. 是　否 3. 是　否 4. 是　否 5. 是　否
	进行中:	有相关规定的文件，护士站/导诊分诊台有外科口罩，但40%～79%的患者领取到外科口罩；或无规定，但≥80%的患者能够领取到		
	未实施:	有文件，但＜40%的患者领取到外科口罩；或无文件，且＜80%的患者能够领取到		
	不适用:	适用于所有医疗卫生机构		
8. 有指定的留痰处，通风良好且远离其他人群	已实施:	有指定区域，且通风良好并远离其他人	1. 查看留痰区域 2. 测量ACH（如为室外，则不需测量）	是否有指定的留痰区域：是　否 ACH：_____
	进行中:	有指定区域，但通风不好，或未远离他人		
	未实施:	都不满足		
	不适用:	该区域不收集痰标本		

续 表

指标	回答	定义	方法	结果记录
9. 24小时内（从收痰时间到主管医生拿到结果的时间）收到痰涂片检查结果	已实施：	有相关规定的文件，且查看至少14条病案记录，≥80%的结果在24小时内返回到医务人员	1. 查阅相关文件 2. 查看病案记录：周一到周日，每天随机抽取两条记录，如果周末不开展检测或诊疗服务，请在备注部分注明实验室和门诊的工作时间	1. 文件名称：_____ 2. 病案记录情况： 1：____小时 2：____小时 3：____小时 4：____小时 5：____小时 6：____小时 7：____小时 8：____小时 9：____小时 10：____小时 11：____小时 12：____小时 13：____小时 14：____小时
	进行中：	有相关规定的文件，但结果在24小时内返回到医务人员的比例为40%～79%；或无文件，但结果在24小时内返回到医务人员的比例≥80%		
	未实施：	有文件要求，但结果在24小时内返回到医务人员的比例＜40%；或无文件，且结果在24小时内返回到医务人员的比例＜80%		
	不适用：	该区域不收集痰标本		
10. 24小时内（从收痰时间到主管医生拿到结果的时间）收到Xpert MTB/RIF检测结果	已实施：	有相关规定的文件，且查看至少14条病案记录，≥80%的结果在24小时内返回到医务人员	1. 查阅相关文件 2. 查看病案记录：周一到周日，每天随机抽取两条记录，如果周末不开展检测或诊疗服务，请在备注部分注明实验室和门诊的工作时间	1. 文件名称：_____ 2. 病案记录情况： 1：____小时 2：____小时 3：____小时 4：____小时 5：____小时 6：____小时 7：____小时 8：____小时 9：____小时 10：____小时 11：____小时 12：____小时 13：____小时 14：____小时
	进行中：	有相关规定的文件，但结果在24小时内返回到医务人员的比例在40%～79%；或无文件，但结果在24小时内返回到医务人员的比例≥80%		
	未实施：	有文件要求，但结果在24小时内返回到医务人员的比例＜40%；或无文件，且结果在24小时内返回到医务人员的比例＜80%		
	不适用：	没有Xpert检测设备		

续 表

指标	回答	定义	方法	结果记录
11. 获得实验室确诊结果后24小时内开始抗结核治疗或者根据确诊结果调整原治疗方案	已实施:	有相关规定的文件，且查看至少14条医疗记录，≥80%的情况下在拿到结果24小时内开始治疗，或者据结果调整原治疗方案	1. 查阅相关文件 2. 查看医疗记录，患者病案：周一到周日，每天随机抽取两条记录，如果周末不开展检测或诊疗服务，请在备注部分注明实验室和门诊的工作时间	1. 文件名称：_____ 2. 病案记录情况： 1：____小时 2：____小时 3：____小时 4：____小时 5：____小时 6：____小时 7：____小时
	进行中:	有相关规定的文件，但40%～79%的情况下在拿到结果24小时内开始治疗，或者根据结果调整原治疗方案；或无文件，但≥80%的情况符合要求		8：____小时 9：____小时 10：____小时 11：____小时 12：____小时 13：____小时 14：____小时
	未实施:	有文件要求，但<40%的情况下在拿到结果24小时内开始治疗，或者根据结果调整原治疗方案；或无文件，且<80%的情况符合		
	不适用:	适用于所有医疗卫生机构		
12. 对耐药结核病高危人群（五类人群：①慢性排菌患者/复治失败患者。②密切接触耐多药肺结核患者的涂阳肺结核患者。③初治失败患者。④复发与返回的患者。⑤治疗3个月末痰涂片仍阳性的初治涂阳患者）进行耐药性检测	已实施:	有相关规定的文件，且查看10条耐多药高危人群的检测记录，≥80%的患者都接受了耐药检测	1. 查阅相关文件 2. 查看医疗记录	1. 文件名称：_____ 2. 是否检测： 1. 是 否 2. 是 否 3. 是 否 4. 是 否 5. 是 否 6. 是 否 7. 是 否 8. 是 否 9. 是 否 10. 是 否
	进行中:	有相关规定的文件，但耐多药高危人群40%～79%的患者接受了耐药检测；或无文件，但≥80%的耐药高危人群接受了耐药检测		
	未实施:	有相关规定的文件，但<40%的患者接受了耐药检测；或无文件，且<80%的患者接受了耐药检测		
	不适用:	本机构尚未开展耐药检测		

续　表

指标	回答	定义	方法	结果记录
13. 将疑似结核病患者与其他患者分开就诊	已实施：	有相关规定的文件，且将疑似患者与其他患者完全分诊室就诊	1. 查阅相关文件 2. 查看患者就诊安排情况 3. 询问门诊该科室主任	文件名称： _____
	进行中：	有相关规定的文件，但目前疑似患者与其他患者无法完全分开；或没有相关规定的文件，但将疑似患者与其他患者完全分诊室就诊		
	未实施：	没有相关文件，且将疑似患者与其他患者安置在一起		
	不适用：	适用于所有医疗卫生机构		
14. 将结核病患者与其他患者分开就诊	已实施：	有相关规定的文件，且将结核病患者与其他患者完全分诊室就诊	1. 查阅相关文件 2. 查看患者就诊安排情况 3. 询问门诊该科室主任	文件名称： _____
	进行中：	有相关规定的文件，但目前结核病患者与其他患者无法完全分开；或没有相关规定的文件，但将结核病患者与其他患者完全分诊室就诊		
	未实施：	没有相关文件，且将结核病患者与其他患者安置在一起		
	不适用：	适用于所有医疗卫生机构		
15. 将耐药结核病高危人群（五类人群：①慢性排菌患者/复治失败患者。②密切接触耐多药肺结核患者的涂阳肺结核患者。③初治失败患者。④复发与返回的患者。⑤治疗3月末痰涂片仍阳性的初治涂阳患者）与其他患者分开就诊	已实施：	有相关规定的文件，且将耐药结核病高危人群与其他患者完全分诊室就诊	1. 查阅相关文件 2. 查看患者就诊安排情况 3. 询问门诊该科室主任	文件名称： _____
	进行中：	有相关规定的文件，但目前耐药结核病高危人群与其他患者无法完全分开；或没有相关规定的文件，但将耐药结核病高危人群与其他患者完全分诊室就诊		
	未实施：	无相关文件，且未将耐药结核病高危人群与其他患者分开就诊		
	不适用：	适用于所有医疗卫生机构		

指标	回答	定义	方法	结果记录
16. 将耐药结核病患者与其他患者分开就诊	已实施：	有相关规定的文件，且将耐药结核病患者与其他患者完全分诊室就诊	1. 查看患者就诊安排情况 2. 询问门诊该科室主任	文件名称：_____
	进行中：	有相关规定的文件，但目前耐药结核病患者与其他患者无法完全分开；或没有相关规定的文件，但将耐药结核病患者与其他患者完全分诊室就诊		
	未实施：	无相关文件，且未将耐药结核病患者与其他患者分开安置		
	不适用：	适用于所有医疗卫生机构		
17. 将免疫力低下的患者（例如糖尿病患者、HIV 阳性、使用免疫抑制剂等）与肺结核/疑似肺结核患者分开就诊	已实施：	有相关规定的文件，且将免疫力低下的患者与肺结核/疑似肺结核患者分诊室就诊	1. 查看患者就诊安排情况 2. 询问门诊该科室主任	文件名称：_____
	进行中：	有相关规定的文件，但目前无法将免疫力低下的患者与肺结核/疑似肺结核患者完全分开；或没有相关规定的文件，但将免疫力低下的患者与肺结核/疑似肺结核患者完全分诊室就诊		
	未实施：	无相关文件，且未将免疫力低下的患者与肺结核/疑似肺结核患者分开就诊		
	不适用：	适用于所有医疗卫生机构		
18. 有一个正式系统将住院治疗的结核病患者与门诊治疗联系起来，用于后续跟踪随访（或者与结核/DOT 诊室联系起来用于后续跟踪随访）	已实施：	有跟踪系统/机制，且有具体的形式（书面的、电子的、有记录的都算）	查看系统	跟踪系统/机制形式、名称：_____
	进行中：	有相关规定，有跟踪系统/机制，但无具体形式		
	未实施：	从未追踪		
	不适用：	适用于所有医疗卫生机构		

（二）环境控制指标

指标	回答	定义	方法	结果记录
1. 自然通风：房内两对立墙面上设有门窗通风	已实施：	在测量的门诊中，≥80%的诊室两对立墙面上设有开窗/门通风	观察所有结核病门诊	是否门窗通风： 门诊1：是　否 门诊2：是　否 门诊3：是　否 门诊4：是　否 门诊5：是　否
	进行中：	40%～79%的诊室两对立墙面上设有开窗/门通风		
	未实施：	＜40%的诊室两对立墙面上设有开窗/门通风		
	不适用：	诊室只采用机械通风		
2. 自然通风：房内可打开窗/门的面积至少达到房间地面面积（长×宽）	已实施：	在抽取的诊室中进行观察和测量，≥80%的诊室符合	测量所有结核病门诊	面积是否达标： 门诊1：是　否 门诊2：是　否 门诊3：是　否 门诊4：是　否 门诊5：是　否
	进行中：	40%～79%的诊室符合		
	未实施：	＜40%的诊室符合		
	不适用：	诊室只采用机械通风		
3. 自然通风：标识提示开门、开窗	已实施：	观察所有诊室，≥80%的诊室有开窗、开门标识	观察所有所有结核病门诊	是否有标识： 门诊1：是　否 门诊2：是　否 门诊3：是　否 门诊4：是　否 门诊5：是　否
	进行中：	有相关规定，40%～79%的诊室有开窗、开门标识		
	未实施：	＜40%的病房诊室有开窗、开门标识		
	不适用：	诊室采用机械通风		
4. 自然通风：在观察时所有适合打开的门窗都被打开	已实施：	有相关规定的文件，且观察所有门诊，≥80%的诊室符合	1. 查阅相关文件 2. 询问门诊医务人员 3. 观察所有诊室	文件名称： ＿＿＿＿＿＿ 是否打开门窗： 门诊1：是　否 门诊2：是　否 门诊3：是　否 门诊4：是　否 门诊5：是　否
	进行中：	有相关规定的文件，但40%～79%的诊室符合；或无文件，但≥80%的诊室符合		
	未实施：	有文件要求但＜40%的诊室符合；或无文件，且＜80%的诊室符合		
	不适用：	诊室采用机械通风		

指标	回答	定义	方法	结果记录
5. 自然通风和机械通风：相对于户外，没有化学气味或人体气味	已实施：	≥80%的诊室符合	在所有结核病诊室闻气味	是否有气味： 门诊1：是　否 门诊2：是　否 门诊3：是　否 门诊4：是　否 门诊5：是　否
	进行中：	40%～79%的病房符合		
	未实施：	<40%的诊室符合		
	不适用：	适用于所有医疗卫生机构		
6. 机械通风和自然通风：在送风口和排风口或开窗处使用发烟设备（如烟管、香等）观察空气流动情况，可以看到气流，且流向合理	已实施：	在所有诊室内测量的所有开口的空气流向均正确（即进风口有风进去，出风口向外送风），且≥80%房间的空气流向正确	观察和检测所有门诊	流向是否正确 门诊1：是　否 门诊2：是　否 门诊3：是　否 门诊4：是　否 门诊5：是　否
	进行中：	40%～79%房间的空气流向正确（即进风口有风进去，出风口向外送风）		
	未实施：	<40%房间的空气流向正确（即进风口有风进去，出风口向外送风）		
	不适用：	适用于所有医疗卫生机构		
7. 机械通风：有标识提示要保持门窗关闭	已实施：	观察所有诊室，≥80%的诊室有关窗、关门、标识	观察所有门诊	是否有标识： 门诊1：是　否 门诊2：是　否 门诊3：是　否 门诊4：是　否 门诊5：是　否
	进行中：	40%～79%的诊室有关窗、关门、标识		
	未实施：	<40%的诊室有关窗、关门、标识		
	不适用：	门诊采用自然通风		
8. 机械通风：在观察时门窗均为关闭状态	已实施：	有相关规定的文件，且观察所有门诊，≥80%的门诊符合	1. 查阅相关文件 2. 观察所有门诊	文件名称： _____ 是否关闭门窗： 门诊1：是　否 门诊2：是　否 门诊3：是　否 门诊4：是　否 门诊5：是　否
	进行中：	有相关规定的文件，但40%～79%的门诊符合；或无文件，但≥80%的门诊符合		
	未实施：	有相关文件但<40%的门诊符合；或无文件，且<80%的门诊符合		
	不适用：	门诊采用自然通风		

续　表

指标	回答	定义	方法	结果记录
9. 机械通风：定期维护定向风扇和排气风扇	已实施： 进行中：	有相关规定的文件，且有维护记录 有相关规定要求，但没有维护记录；或无相关规定的文件，但有维护记录	1. 查阅相关规定 2. 查看记录	1. 文件名称：_____ 2. 维护记录： 有　无
	未实施： 不适用：	无相关文件，且没有维护记录 门诊采用自然通风		
10. 候诊区或走廊里的患者不拥挤	已实施：	在休息区和走廊中进行观察和测量；人均面积≥1平方米的休息区和走廊所占的面积≥80%；或间距＞0.75米的座椅所占比例≥80%	测量休息区和走廊	
	进行中：	在休息区和走廊中进行观察和测量；人均面积≥1平方米的休息区和走廊所占的面积为40%～79%，或间距＞0.75米的座椅所占比例为40%～79%		
	未实施：	在休息区和走廊中进行观察和测量；人均面积≥1平方米的休息区和走廊所占的面积＜40%，或间距＞0.75米的座椅所占比例为＜40%		
	不适用：	适用于所有医疗卫生机构		
11. 正确使用无遮挡紫外线杀菌灯（根据下面的测量结果）	已实施：	按下述要求安装了紫外线灯；且有维护计划及标准操作流程（书面文件）；且有专人负责维护和测量；并有定期测量、维护，及更换记录；且≥80%房间的紫外线灯符合标准。 紫外线灯要求：安装高度1.8～2.1米，辐照剂量超过1.5W/m³，辐照强度超过70μW/cm²，定期用乙醇清洁擦拭	1. 检测抽取的诊室内的紫外线灯 2. 查看维护记录	
	进行中：	安装了紫外线灯且40%～79%的房间的紫外线灯符合要求，有专人负责测量及维护，但没有书面的计划或没有记录		
	未实施：	安装了紫外线灯但紫外线灯符合要求的房间所占比例＜40%，没有专人负责测量及维护，且没有计划及记录		
	不适用：	无紫外线灯		

指标	回答	定义	方法	结果记录
12. 正确使用上层空间紫外线杀菌装置/恒时灯照射灭菌（根据下面的测量结果）	已实施：	由专业人员/厂家按要求安装了上层空间紫外线杀菌装置；且有维护计划及标准操作流程（书面文件）；且有专人负责维护和测量；并有定期测量、维护，及更换记录；且≥80%房间的上层空间紫外线杀菌装置符合标准 上层空间紫外线杀菌装置要求：上层空间的平均辐照强度30～50μW/cm²，下层空间的辐照剂量每8小时不超过6mJ/cm²。带百叶窗的设备安装高度最低2.4～2.7米，不带百叶窗的设备安装高度最低2.7米） 如该机构或该病区上层空间紫外线杀菌装置安装数量少于5台，则不需考虑符合要求的比例（下同）	1. 在安装上层空间紫外线杀菌装置/恒时灯的诊室内进行检测 2. 查看维护记录	
	进行中：	安装了上层空间紫外线杀菌装置且40%～79%的房间符合要求，有专人负责，但没有记录		
	未实施：	安装了上层空间紫外线杀菌装置但符合要求的房间所占比例＜40%，没有专人负责，且没有计划及记录		
	不适用：	无上层空间紫外线杀菌装置		

量化测量内容：

最近一次评估通风、患者和标本流动路线是什么时候？

通风：_____   患者：_____   标本：_____

若采用了机械通风：

· 是否有通风系统维护计划？_____

· 最近一次维护检查是什么时候？_____

备注：_____

	诊室1	诊室2	诊室3	诊室4	诊室5	诊室6	诊室7
房间大小：长（m）×宽（m）×高（m）							
开口区总面积（m²）							
总进气流量（或总出气流量）（m³/s）							
每小时换气次数（ACH）							
如有紫外线灯：无遮挡式/上层空间紫外线杀菌装置数量							

如果使用紫外线灯：

· 是否有紫外线灯维护计划？_____

· 最近一次维护检查是什么时候？_____

备注：_____

	紫外线灯1	紫外线灯2	紫外线灯3	紫外线灯4	紫外线灯5	紫外线灯6	紫外线灯7
灯高							
功率（W）							
紫外线辐照强度							
平均每天使用时间（h）							
房间大小（m³）							
无遮挡式/上层空间紫外线杀菌装置							
使用时间是否超过了设备使用期限？							

（三）呼吸防护指标

指标	回答	定义	方法	结果记录
1. 有咳嗽症状的就诊者遵守咳嗽礼仪	已实施：	观察至少5位有咳嗽症状患者，其中≥80%的患者能够遵守咳嗽礼仪	观察5位有结核症状的就诊者	就诊者遵守情况： 1. 是 否 2. 是 否 3. 是 否 4. 是 否 5. 是 否
	进行中：	观察至少5位有咳嗽症状患者，40%～79%的患者能够遵守咳嗽礼仪		
	未实施：	观察至少5位有咳嗽症状患者，＜40%的患者能够遵守咳嗽礼仪		
	不适用：	适用于所有医疗卫生机构		
2. 所有与肺结核/疑似肺结核患者有接触的医务人员佩戴符合认证标准（如NIOSH N-95,欧盟FFP2或GB 19083—2010 1级或更高级别的）的医用防护口罩	已实施：	有相关规定的文件，且观察5位与肺结核患者或有咳嗽症状的患者有接触的医务人员，其中≥80%的医务人员佩戴医用防护口罩	1. 查阅相关文件 2. 观察医务人员	文件名称： ＿＿＿＿＿ 医务人员佩戴情况： 1. 是 否 2. 是 否 3. 是 否 4. 是 否 5. 是 否
	进行中：	有相关规定的文件，但40%～79%的医务人员佩戴医用防护口罩；或无文件，但≥80%的医务人员佩戴医用防护口罩		
	未实施：	有文件，但＜40%的医务人员佩戴医用防护口罩；或无文件，且＜80%的医务人员佩戴医用防护口罩		
	不适用：	适用于所有医疗卫生机构		
3. 医务人员在过去一年中接受了正确使用医用防护口罩的培训	已实施：	有相关规定的文件，且询问5位医务人员，其中≥80%的医务人员去年接受过佩戴医用防护口罩的相关培训	1. 查阅相关文件 2. 查看培训记录 3. 询问医务人员	1. 文件名称： ＿＿＿＿＿ 2. 是否有培训记录： 是 否 3. 医务人员培训情况： 1. 是 否 2. 是 否 3. 是 否 4. 是 否 5. 是 否
	进行中：	有相关规定的文件，但40%～79%的医务人员去年接受过佩戴医用防护口罩的相关培训；或无文件，但≥80%的医务人员接受过培训		
	未实施：	有文件要求，但＜40%的医务人员去年接受过佩戴医用防护口罩的相关培训；或无文件，且＜80%的医务人员接受过培训		
	不适用：	适用于所有医疗卫生机构		

续　表

指标	回答	定义	方法	结果记录
4. 医务人员可以演示如何正确使用医用防护口罩（如戴上、摘下、气密性检查和存放）	已实施：	随机找5位医务人员，≥80%的医务人员可以正确演示	随机选5位结核科医务人员演示	医务人员是否可以正确演示： 1. 是　否 2. 是　否 3. 是　否 4. 是　否 5. 是　否
	进行中：	随机找5位医务人员，40%～79%的医务人员可以正确演示		
	未实施：	随机找5位医务人员，<40%的医务人员可以正确演示		
	不适用：	适用于所有医疗卫生机构		
5. 过去3个月里没有发生外科口罩供应不足的问题	已实施：	现有备用外科口罩，询问至少5位医务人员，其中<20%的医务人员认为在这段时间出现过外科口罩供应不足的情况	1. 查看记录 2. 询问5位结核科医务人员	库存记录显示是否有不足： 是　否 医务人员回答是否库存不足： 1. 是　否 2. 是　否 3. 是　否 4. 是　否 5. 是　否
	进行中：	现有备用外科口罩，询问至少5位医务人员，其中20%～60%的医务人员认为在这段时间出现过外科口罩供应不足的情况		
	未实施：	无备用外科口罩；或询问至少5位医务人员，其中>60%的医务人员认为在这段时间出现过外科口罩供应不足的情况		
	不适用：	适用于所有医疗卫生机构		
6. 过去3个月里没有发生医用防护口罩供应不足的问题	已实施：	现有备用医用防护口罩，并询问至少5位医务人员，其中<20%的医务人员认为在这段时间出现过外科口罩库存不足的情况	1. 查看记录 2. 询问5位结核科医务人员	库存记录显示是否有不足： 是　否 医务人员回答是否库存不足： 1. 是　否 2. 是　否 3. 是　否 4. 是　否 5. 是　否
	进行中：	现有备用医用防护口罩，并询问至少5位医务人员，其中20%～60%的医务人员认为在这段时间出现过医用防护口罩库存不足的情况		
	未实施：	无备用医用防护口罩，或询问至少5位医务人员，其中>60%的医务人员认为在这段时间出现过医用防护口罩库存不足的情况		
	不适用：	适用于所有医疗卫生机构		

三、结核感染预防与控制病区相关区域监控与评价表

（一）行政控制指标

指标	回答	定义	方法	结果记录
1. 患者入院时均询问其咳嗽情况	已实施：	有相关规定的文件，且观察或询问5位患者（不足5位，则调查所有患者），≥80%的患者接受过咳嗽筛查	1. 查阅相关文件 2. 观察或询问患者	1. 文件名称：_____ 2. 患者回答是否接受筛查： 1. 是 否 2. 是 否 3. 是 否 4. 是 否 5. 是 否
	进行中：	有相关规定的文件，但筛查率仅为40%～79%；或无文件，但筛查率≥80%		
	未实施：	有文件但筛查率＜40%；或无文件，且筛查率小于80%		
	不适用：	适用于所有医疗卫生机构		
2. 为患者进行咳嗽礼仪指导和宣教	已实施：	有相关规定的文件，且询问5位患者≥80%的患者接受过咳嗽礼仪指导（口头宣教或派发宣教材料）	1. 查阅相关文件 2. 询问患者	1. 文件名称：_____ 2. 患者回答是否接受过指导和宣教： 1. 是 否 2. 是 否 3. 是 否 4. 是 否 5. 是 否
	进行中：	有相关规定的文件，且40%～9%的患者接受过咳嗽礼仪指导；或无文件，但≥80%的患者接受过指导		
	未实施：	有文件，但＜40%的患者接受过咳嗽礼仪指导；或无文件，且＜80%的患者接受过指导		
	不适用：	适用于所有医疗卫生机构		
3. 张贴咳嗽礼仪标识	已实施：	在所评估病区的所有公共区域都能看到	查看公共区域	
	进行中：	在所评估病区的部分公共区域可以见到		
	未实施：	在所评估的病区里没有见到		
	不适用：	适用于所有医疗卫生机构		

续 表

指标	回答	定义	方法	结果记录
4. 向有咳嗽症状的就诊者提供外科口罩	已实施：	有相关规定的文件，且询问至少5位有咳嗽症状的患者，≥80%的患者收到过	1. 查阅相关文件 2. 询问患者	1. 文件名称：_____ 2. 患者回答是否收到过相关用品： 1. 是 否 2. 是 否 3. 是 否 4. 是 否 5. 是 否
	进行中：	有相关规定的文件，但只有40%～79%的患者收到过；或无文件，但≥80%的患者收到过		
	未实施：	有文件，但<40%的患者收到过；或无文件，且<80%的患者收到过		
	不适用：	适用于所有医疗卫生机构		
5. 有指定的留痰处，通风良好且远离其他人群	已实施：	有指定区域，且通风良好（≥12ACH），且远离其他人，或有符合要求的留痰室	1. 查看留痰区域 2. 测量ACH	是否有留痰区域： 是 否 ACH：_____
	进行中：	有指定区域，但通风不好（低于12ACH），或未远离他人；或有留痰室，但未达到要求		
	未实施：	都不满足		
	不适用：	适用于所有医疗卫生机构		
6. 24小时内（从收痰时间到主管医生拿到结果的时间）收到痰涂片检查结果	已实施：	有相关规定的文件，且查看至少14条病案记录，结果在24小时内返回给医务人员的比例≥80%	1. 查阅相关文件 2. 查看病案记录：周一到周日，每天随机抽取两条记录，如果周末不开展检测，请在备注部分注明实验室的工作时间	1. 文件名称：_____ 2. 病案记录情况： 1：____小时 2：____小时 3：____小时 4：____小时 5：____小时 6：____小时 7：____小时 8：____小时 9：____小时 10：____小时 11：____小时 12：____小时 13：____小时 14：____小时
	进行中：	有相关规定的文件，但结果在24小时内返回给医务人员的比例为40%～79%；或无文件，但结果在24小时内返回给医务人员的比例为≥80%		
	未实施：	有文件要求，但结果在24小时内返回给医务人员的比例<40%；或无文件，且结果在24小时内返回给医务人员的比例<80%		
	不适用：	适用于所有医疗卫生机构		

指标	回答	定义	方法	结果记录
7. 24小时内（从收痰时间到主管医生拿到结果的时间）收到Xpert MTB/RIF检测结果	已实施：	有相关规定的文件，且查看至少14条病案记录，结果在24小时内返回给医务人员的比例≥80%	1. 查阅相关文件 2. 查看病案记录：周一到周日，每天随机抽取两条记录，如果周末不开展检测服务，请在备注部分注明实验室的工作时间	1. 文件名称：_____ 2. 病案记录情况： 1：____小时 2：____小时 3：____小时 4：____小时 5：____小时 6：____小时 7：____小时 8：____小时 9：____小时 10：____小时 11：____小时 12：____小时 13：____小时 14：____小时
	进行中：	有相关规定的文件，但结果在24小时内返回给医务人员的比例为40%～79%；或无文件，但结果在24小时内返回给医务人员的比例≥80%		
	未实施：	有文件要求，但结果在24小时内返回给医务人员的比例＜40%；或无文件，且结果在24小时内返回给医务人员的比例＜80%		
	不适用：	没有Xpert检测设备		
8. 获得实验室确诊结果后24小时内开始抗结核治疗或者根据确诊结果调整治疗方案	已实施：	有相关规定的文件，且查看至少14条医疗记录，≥80%的情况下在拿到结果24小时内开始治疗，或者根据结果调整原治疗方案	1. 查阅相关文件 2. 查看医疗记录，患者病案：周一到周日，每天随机抽取两条记录，如果周末不开展检测，请在备注部分注明实验室的工作时间	1. 文件名称：_____ 2. 病案记录情况： 1：____小时 2：____小时 3：____小时 4：____小时 5：____小时 6：____小时 7：____小时 8：____小时 9：____小时 10：____小时 11：____小时 12：____小时 13：____小时 14：____小时
	进行中：	有相关规定的文件，但40%～79%的情况下在拿到结果24小时内开始治疗，或者根据结果调整原治疗方案；或无文件，但≥80%的情况能够符合要求		
	未实施：	有文件要求，但＜40%的情况下在拿到结果24小时内开始治疗，或者根据结果调整原治疗方案；或者无文件，且＜80%的情况能够符合要求		
	不适用：	适用于所有医疗卫生机构		

续　表

指标	回答	定义	方法	结果记录
9. 对耐药结核病高危人群（五类人群：①慢性排菌患者/复治失败患者。②密切接触耐多药肺结核患者的涂阳肺结核患者。③初治失败患者。④复发与返回的患者。⑤治疗3个月末痰涂片仍阳性的初治涂阳患者）进行耐药性检测	已实施：	有相关规定的文件，且查看10条耐多药高危人群的检测记录，≥80%的患者都接受了耐药检测	1. 查阅相关文件 2. 查看医疗记录	1. 文件名称：_____ 2. 是否检测： 1. 是　否 2. 是　否 3. 是　否 4. 是　否 5. 是　否 6. 是　否 7. 是　否 8. 是　否 9. 是　否 10. 是　否
	进行中：	有相关规定的文件，但耐多药高危人群40%～79%的患者接受了耐药检测；或无文件，但≥80%耐药高危人群接受了耐药检测		
	未实施：	有文件要求但<40%的患者接受了耐药检测；或无文件，且<80%的患者接受了耐药检测		
	不适用：	本机构不开展耐药检测		
10. 将疑似结核病患者与其他患者安置于不同病房	已实施：	有相关规定的文件，且已经将疑似患者与其他患者完全分开安置	1. 查阅相关文件 2. 查看患者安置情况 3. 询问调查科室医务人员	文件名称：_____
	进行中：	有相关规定的文件，但目前疑似患者与其他患者没有完全分开		
	未实施：	没有相关文件，或将疑似患者与其他患者安置在一起		
	不适用：	适用于所有医疗卫生机构		
11. 将结核病患者与其他患者安置于不同病房	已实施：	有相关规定的文件，且将结核病患者与其他患者完全分开安置	1. 查阅相关文件 2. 查看患者安置情况 3. 询问调查科室医务人员	文件名称：_____
	进行中：	有相关规定的文件，但目前结核病患者与其他患者无法完全分开；或没有相关规定的文件，但将结核病患者与其他患者完全分开		
	未实施：	没有相关文件，或将结核病患者与其他患者安置在一起		
	不适用：	适用于所有医疗卫生机构		

指标	回答	定义	方法	结果记录
12. 将耐药结核病高危人群（五类人群：①慢性排菌患者/复治失败患者。②密切接触耐多药肺结核患者的涂阳肺结核患者。③初治失败患者。④复发与返回的患者。⑤治疗3个月末痰涂片仍阳性的初治涂阳患者）与其他患者安置于不同病房	已实施：	有相关规定的文件，且查5个耐药结核病高危人群，≥80%与其他患者分开安置	1. 查阅相关文件 2. 查看患者安置情况 3. 询问调查科室医务人员	文件名称：_____ 是否分开安置： 1. 是　否 2. 是　否 3. 是　否 4. 是　否 5. 是　否
	进行中：	有相关规定的文件，但40%～79%与其他患者分开安置；或无文件，但≥80%与其他患者分开安置		
	未实施：	有文件要求但＜40%与其他患者分开安置；或无文件，且＜80%与其他患者分开安置		
	不适用：	适用于所有医疗卫生机构		
13. 将耐药结核病患者与其他患者安置于不同病房	已实施：	有相关规定的文件，且将耐药结核病患者与其他患者完全分开安置	1. 查阅相关文件 2. 查看患者安置情况 3. 询问调查科室医务人员	文件名称：_____
	进行中：	有相关规定的文件，但目前耐药结核病患者与其他患者无法完全分开；或没有相关规定的文件，但将耐药结核病患者与其他患者完全分开		
	未实施：	无相关文件，且将耐药结核病患者与其他患者安置在一起		
	不适用：	不收治耐药结核病患者		
14. 结核病区是否收治了非结核患者	已实施：	有相关规定的文件，且在结核病区内未收治非结核患者	1. 查阅相关文件 2. 查看患者安置情况 3. 询问病区负责人	文件名称：_____
	进行中：	无相关规定的文件，但在结核病区内未收治非结核患者；或有相关规定的文件，但在结核病区内收治了非结核患者		
	未实施：	无相关文件要求，且在结核病区内收治了非结核患者		
	不适用：	适用于所有医疗卫生机构		

续　表

指标	回答	定义	方法	结果记录
15. 有一个正式系统将住院治疗的确诊结核患者与门诊治疗联系起来，用于后续跟踪（或者与结核/DOT诊室联系起来用于后续跟踪）	已实施：	有跟踪系统/机制，且有具体的形式（书面的、电子的、有记录的都算）	查看系统	跟踪系统/机制形式、名称：_____
	进行中：	有跟踪系统/机制，但无具体形式		
	未实施：	从未追踪		
	不适用：	适用于所有医疗卫生机构		

（二）环境控制指标

指标	回答	定义	方法	结果记录
1. 自然通风：房内两对立墙面上设有门窗通风	已实施：	抽取该病区5间病房，≥80%的病房对面墙上都开窗	观察抽取病房	是否门窗通风： 病房1：是　否 病房2：是　否 病房3：是　否 病房4：是　否 病房5：是　否
	进行中：	40%～79%的病房对面墙上都开窗		
	未实施：	＜40%的病房对面墙上开窗		
	不适用：	病房只采用机械通风		
2. 自然通风：房内可打开窗/门的面积至少达到房间地面面积（长×宽）的20%	已实施：	抽取该病区5间病房，≥80%的病房符合	观察和测量抽取的病房	门窗面积是否达标： 病房1：是　否 病房2：是　否 病房3：是　否 病房4：是　否 病房5：是　否
	进行中：	40%～79%的病房符合		
	未实施：	＜40%的病房符合		
	不适用：	病房只采用机械通风		
3. 自然通风：标识提示开门、开窗	已实施：	抽取该病区5间病房，≥80%的病房有开窗、开门、标识	观察抽取的病房	是否有标识： 病房1：是　否 病房2：是　否 病房3：是　否 病房4：是　否 病房5：是　否
	进行中：	40%～79%的病房有开窗、开门、标识		
	未实施：	＜40%的病房有开窗、开门、标识		
	不适用：	病房采用机械通风		

指标	回答	定义	方法	结果记录
4. 自然通风：在观察时所有适合打开的门窗都被打开	已实施：	有相关规定的文件，且观察所抽取的5间病房，≥80%的病房符合	1. 查阅相关文件 2. 观察抽取的病房	文件名称： _____ 是否打开门窗： 病房1：是　否 病房2：是　否 病房3：是　否 病房4：是　否 病房5：是　否
	进行中：	有相关规定的文件，但40%～79%的病房符合；或无文件，但≥80%的病房符合		
	未实施：	有文件要求但<40%的病房符合；或无文件，且<80%的病房符合		
	不适用：	病房采用机械通风		
5. 自然通风和机械通风：相对于户外，没有化学气味或人体气味	已实施：	≥80%的病房符合	在抽取的病房闻气味	是否有气味： 病房1：是　否 病房2：是　否 病房3：是　否 病房4：是　否 病房5：是　否
	进行中：	40%～79%的病房符合		
	未实施：	<40%的病房符合		
	不适用：	适用于所有医疗卫生机构		
6. 机械通风和自然通风：在送风口和排气口或开窗处使用发烟设备（如烟管、香等），观察空气流动情况，可以看到气流，且流向合理	已实施：	抽取该病区5间病房，在该病房内测量的所有开口的空气流向均正确（即进风口有风进去，出风口向外送风），且≥80%房间的空气流向正确。	观察和检测抽取的病房	是否流向正确： 病房1：是　否 病房2：是　否 病房3：是　否 病房4：是　否 病房5：是　否
	进行中：	40%～79%房间的空气流向正确（即进风口有风进去，出风口向外送风）		
	未实施：	<40%房间的空气流向正确（即进风口有风进去，出风口向外送风）		
	不适用：	适用于所有医疗卫生机构		
7. 机械通风：有标识提示要保持门窗关闭	已实施：	抽取该病区5间病房，≥80%的病房有关窗、关门、标识	观察抽取的病房	是否有标识： 病房1：是　否 病房2：是　否 病房3：是　否 病房4：是　否 病房5：是　否
	进行中：	40%～79%的病房有关窗、关门、标识		
	未实施：	<40%的病房有关窗、关门、标识		
	不适用：	病房采用自然通风		

续　表

指标	回答	定义	方法	结果记录
8. 机械通风：在观察时门窗均为关闭状态	已实施：	有相关规定的文件，且观察所有病房，≥80%的病房符合	1. 查阅相关文件 2. 观察所有病房	文件名称： _____ 是否关闭门窗：
	进行中：	有相关规定的文件，但40%～79%的病房符合；或无文件，但≥80%的病房符合		病房1：是　否 病房2：是　否 病房3：是　否 病房4：是　否 病房5：是　否
	未实施：	有文件要求但<40%的病房符合；或无文件，且<80%的病房符合		
	不适用：	病房采用自然通风		
9. 机械通风：定期维护定向风扇和排气风扇	已实施：	有相关规定的文件，且有维护记录	1. 查阅相关文件 2. 查看记录	文件名称： _____ 维护记录：有　无
	进行中：	有相关规定的文件，但没有维护记录或无相关规定的文件，但有维护记录		
	未实施：	无相关文件，且没有维护记录		
	不适用：	病房采用自然通风		
10. 病房内人均面积大于6平方米（含陪护人员）	已实施：	抽取该病区5间病房，≥80%的病房能达到人均面积≥6平方米	观察和测量抽取的病房	面积是否达标： 病房1：是　否 病房2：是　否
	进行中：	40%～79%病房能达到人均面积≥6平方米		病房3：是　否 病房4：是　否 病房5：是　否
	未实施：	<40%病房能达到人均面积≥6平方米		
	不适用：	适用于所有医疗卫生机构		
11. 如果有多张床位，病床间距至少相距1.1米	已实施：	抽取该病区5间病房，≥80%房间能达到所有病床间距至少1.1米	观察和测量抽取的病房	床间距是否达标： 病房1：是　否 病房2：是　否
	进行中：	40%～79%房间能达到所有病床间距至少1.1米		病房3：是　否 病房4：是　否 病房5：是　否
	未实施：	<40%房间能达到所有病床间距至少1.1米的病房符合		
	不适用：	适用于所有医疗卫生机构		

续 表

指标	回答	定义	方法	结果记录
12. 公共区域和过道内，患者不拥挤	已实施：	在该病区的休息区和走廊中进行观察和测量；人均面积≥1平方米的休息区和走廊所占的面积≥80%；或间距＞0.75米的座椅所占比例≥80%	观察和测量抽取的公共区域	
	进行中：	人均面积≥1平方米的休息区和走廊所占的面积为40%～79%，或间距＞0.75米的座椅所占比例为40%～79%		
	未实施：	人均面积≥1平方米的休息区和走廊所占的面积＜40%，或间距＞0.75米的座椅所占比例为＜40%		
	不适用：	适用于所有医疗卫生机构		
13. 正确使用无遮挡紫外线杀菌灯（根据下面的测量结果）	已实施：	按下述要求安装了紫外线灯；且有维护计划及标准操作流程（书面文件）；且有专人负责维护和测量；并有定期测量、维护，及更换记录；且≥80%房间的紫外线灯符合标准紫外线灯要求：安装高度1.8～2.1米，辐照剂量超过1.5W/m³，辐照强度超过70μW/cm²，定期用乙醇清洁擦拭	1. 检测抽取的病房内的紫外线灯 2. 查看维护记录	
	进行中：	安装了紫外线灯且40%～79%的房间的紫外线灯符合要求，有专人负责测量及维护，但没有书面的计划或没有记录		
	未实施：	安装了紫外线灯但紫外线灯符合要求的房间所占比例＜40%，没有专人负责测量及维护，且没有计划及记录		
	不适用：	无紫外线灯		

续　表

指标	回答	定义	方法	结果记录
14.正确使用上层空间紫外线杀菌装置/恒时灯（根据下面的测量结果）	已实施：	由专业人员/厂家按要求安装了上层空间紫外线杀菌装置；且有维护计划及标准操作流程（书面文件）；且有专人负责维护和测量；并有定期测量、维护，及更换记录；且≥80%房间的上层空间紫外线杀菌装置符合标准 上层空间紫外线杀菌装置要求：上层空间的平均辐照强度30~50μW/cm²，下层空间的辐照剂量每8小时不超过6mJ/cm²。带百叶窗的设备安装高度最低2.4~2.7米，不带百叶窗的设备安装高度最低2.7米） 如该机构或该病区上层空间紫外线杀菌装置安装数量少于5台，则不需考虑符合要求的比例（下同）	查看维护记录	
	进行中：	安装了上层空间紫外线杀菌装置且40%~79%的房间的符合要求，有专人负责，但没有记录		
	未实施：	安装了上层空间紫外线杀菌装置但符合要求的房间所占比例<40%，没有专人负责，且没有计划及记录		
	不适用：	无上层空间紫外线杀菌装置		

量化测量内容：

最近一次评估通风、患者和标本流动路线是什么时候？

通风：_____　患者：_____　标本：_____

若采用了机械通风：

· 是否有通风系统维护计划？ _____

· 最近一次维护检查是什么时候？ _____

备注：_____

	病房1	病房2	病房3	病房4	病房5	病房6	病房7
房间大小：长（m）× 宽（m）×高（m）							
开口区总面积（m²）							
总进气流量（或总出气流量）（m³/s）							
每小时换气次数（ACH）							
紫外线灯数量							

如果使用紫外线灯：

· 是否有紫外线灯维护计划？ _____

· 最近一次维护检查是什么时候？ _____

备注：_____

	紫外线灯1	紫外线灯2	紫外线灯3	紫外线灯4	紫外线灯5	紫外线灯6	紫外线灯7
灯高							
功率（W）							
紫外线灯辐照强度							
平均每天使用时间（h）							
房间大小（m³）							
无遮挡式/上层空间紫外线杀菌装置							
使用时间是否超过了设备使用期限？							

（三）呼吸防护指标

指标	回答	定义	方法	结果记录
1. 有咳嗽症状的就诊者遵守咳嗽礼仪	已实施：	观察5位有咳嗽症状患者，其中≥80%的患者能够遵守咳嗽礼仪	观察5位有结核症状的患者	患者遵守情况： 1. 是 否 2. 是 否 3. 是 否 4. 是 否 5. 是 否
	进行中：	观察5位有咳嗽症状患者，40%～79%的患者能够遵守咳嗽礼仪		
	未实施：	观察5位有咳嗽症状患者，＜40%的患者能够遵守咳嗽礼仪		
	不适用：	适用于所有医疗卫生机构		
2. 所有与肺结核患者/疑似肺结核患者有接触的医务人员佩戴符合认证标准（例如：NIOSH N-95，欧盟FFP2或GB 19083—2010 1级或更高级别的）的医用防护口罩	已实施：	有相关规定的文件，且观察5位与肺结核患者或有咳嗽症状的患者有接触的医务人员，其中≥80%的医务人员佩戴医用防护口罩	1. 查阅相关文件 2. 观察医务人员	文件名称： _____ 医务人员佩戴医用防护口罩情况： 1. 是 否 2. 是 否 3. 是 否 4. 是 否 5. 是 否
	进行中：	有相关规定的文件，但40%～79%的医务人员佩戴医用防护口罩；或无文件，但≥80%的医务人员佩戴		
	未实施：	有文件，但＜40%的医务人员佩戴医用防护口罩；或无文件，且＜80%的医务人员佩戴		
	不适用：	适用于所有医疗卫生机构		
3. 医务人员在过去一年中接受了正确使用医用防护口罩的培训	已实施：	有相关规定的文件，且询问5位医务人员，其中≥80%的医务人员去年接受过佩戴医用防护口罩的相关培训	1. 查阅相关文件 2. 查看培训记录 3. 询问医务人员	1. 文件名称： _____ 2. 是否有培训记录： 是 否 3. 医务人员培训情况： 1. 是 否 2. 是 否 3. 是 否 4. 是 否 5. 是 否
	进行中：	有相关规定的文件，但40%～79%的医务人员去年接受过佩戴医用防护口罩的相关培训；或无文件，但≥80%的医务人员接受过		
	未实施：	有文件要求，但＜40%的医务人员去年接受过佩戴医用防护口罩的相关培训；或无文件，但＜80%的医务人员接受过		
	不适用：	适用于所有医疗卫生机构		

指标	回答	定义	方法	结果记录
4. 医务人员可以正确演示如何使用医用防护口罩（如戴上、摘下、气密性检查和存放）	已实施：	随机找5位医务人员，≥80%的医务人员可以正确演示	随机选5位该病区医务人员演示	医务人员是否可以正确演示： 1. 是　否 2. 是　否 3. 是　否 4. 是　否 5. 是　否
	进行中：	随机找5位医务人员，40%～79%的医务人员可以正确演示		
	未实施：	随机找5位医务人员，＜40%的医务人员可以正确演示		
	不适用：	适用于所有医疗卫生机构		
5. 过去3个月里没有发生外科医用口罩供应不足问题	已实施：	有完整的采购或库存记录，且在过去的3个月中库存充足，且库存状况良好；并询问至少5位医务人员，其中＜20%的医务人员认为在这段时间出现过外科口罩库存不足的情况	1. 查看记录 2. 询问5位该病区医务人员	库存记录显示是否有不足： 是　否 医务人员回答是否库存不足： 1. 是（库存不足） 　否 2. 是　否 3. 是　否 4. 是　否 5. 是　否
	进行中：	过去的3个月中库存充足，但没有相应采购和库存记录；或现有库存状况良好，但在询问的5位医务人员中，20%～60%的医务人员认为在这段时间出现过外科口罩库存不足的情况		
	未实施：	无采购或库存记录；或现有库存状况不足；或在询问的5位医务人员中，＞60%的医务人员认为在这段时间出现过外科口罩库存不足的情况		
	不适用：	适用于所有医疗卫生机构		

续 表

指标	回答	定义	方法	结果记录
6. 过去3个月里没有发生医用防护口罩供应不足问题	已实施:	有完整的采购或库存记录，且在过去的3个月中库存充足，且库存状况良好；并询问至少5位医务人员，其中＜20%的医务人员认为在这段时间出现过医用防护口罩库存不足的情况	1. 查看记录 2. 询问5位结核科医务人员	库存记录显示是否有不足: 是　否 医务人员回答是否库存不足: 1. 是（库存不足） 　否 2. 是　否 3. 是　否 4. 是　否 5. 是　否
	进行中:	过去的3个月中库存充足，但没有相应采购和库存记录；或现有库存状况良好，但在询问的5位医务人员中，20%～60%的医务人员认为在这段时间出现过医用防护口罩库存不足的情况		
	未实施:	无采购或库存记录；或现有库存状况不足；或在询问的5位医务人员中，＞60%的医务人员认为在这段时间出现过医用防护口罩库存不足的情况		
	不适用:	适用于所有医疗卫生机构		

四、结核感染预防与控制实验室监控与评价表

（一）行政控制指标

指标	回答	定义	方法	结果记录
1. 有监控痰标本检测结果周转时间的跟踪机制	已实施:	有关于跟踪周转时间的书面文件，且有具体的形式（书面的、电子的、有记录的都算）	查看系统	1. 文件名称: ＿＿＿＿ 2. 跟踪系统/机制形式、名称: ＿＿＿＿
	进行中:	有关于跟踪周转时间的书面文件，但无具体形式；或无书面文件，但有具体的形式（书面的、电子的、有记录的都算）		
	未实施:	无文件要求		
	不适用:	该实验室不进行痰标本检测		

指标	回答	定义	方法	结果记录
2. 医务人员可在24小时内获得痰涂片检测结果	已实施：	有相关规定的文件，且查看至少14条检测记录，结果在24小时内返回给医务人员的比例≥80%	1. 查阅相关文件 2. 查看检测记录：周一到周日，每天随机抽取两条记录，如果周末不开展检测，请在备注部分注明实验室的工作时间	1. 文件名称： ＿＿＿＿＿ 2. 检测记录情况： 1：＿＿＿小时 2：＿＿＿小时 3：＿＿＿小时 4：＿＿＿小时 5：＿＿＿小时 6：＿＿＿小时 7：＿＿＿小时 8：＿＿＿小时 9：＿＿＿小时 10：＿＿＿小时 11：＿＿＿小时 12：＿＿＿小时 13：＿＿＿小时 14：＿＿＿小时
	进行中：	有相关规定的文件，但结果在24小时内返回给医务人员的比例为40%～79%；或无文件，但结果在24小时内返回给医务人员的比例为≥80%		
	未实施：	有文件要求但结果在24小时内返回给医务人员的比例＜40%；或无文件，且结果在24小时内返回给医务人员的比例＜80%		
	不适用：	该实验室不进行痰标本检测		
3. 医务人员可在24小时内获得Xpert MTB/RIF检测结果	已实施：	有相关规定的文件，且查看至少14条检测记录，结果在24小时内返回给医务人员的比例≥80%	1. 查阅相关文件 2. 查看检测记录：周一到周日，每天随机抽取两条记录，如果周末不开展检测，请在备注部分注明实验室的工作时间	1. 文件名称： ＿＿＿＿＿ 2. 检测记录情况： 1：＿＿＿小时 2：＿＿＿小时 3：＿＿＿小时 4：＿＿＿小时 5：＿＿＿小时 6：＿＿＿小时 7：＿＿＿小时 8：＿＿＿小时 9：＿＿＿小时 10：＿＿＿小时 11：＿＿＿小时 12：＿＿＿小时 13：＿＿＿小时 14：＿＿＿小时
	进行中：	有相关规定的文件，但结果在24小时内返回给医务人员的比例为40%～79%；或无文件，但结果在24小时内返回给医务人员的比例≥80%		
	未实施：	有文件要求，但结果在24小时内返回给医务人员的比例＜40%；或无文件，且结果在24小时内返回给医务人员的比例＜80%		
	不适用：	该实验室不进行Xpert检测		

续 表

指标	回答	定义	方法	结果记录
4. 痰标本由机构工作人员而非患者送达实验室	已实施：	有相关规定的文件，且未观察到患者或家属运送痰标本	1. 查阅相关文件 2. 观察标本运输过程	文件名称： _____
	进行中：	有相关规定的文件，但观察到患者或家属运送痰标本		
	未实施：	没有相关文件		
	不适用：	该实验室不进行痰标本检测		
5. 实验室备有实验室安全手册且工作人员知晓其内容	已实施：	实验室备有实验室安全手册，且80%的工作人员知道手册的保存位置及内容	1. 查看手册 2. 询问工作人员	1. 是否有手册： 是 否 2. 工作人员是否知晓： 1. 是 否 2. 是 否 3. 是 否 4. 是 否 5. 是 否
	进行中：	有实验室安全手册，但不在实验室区域存放，＜80%的工作人员知道手册放在哪里及内容		
	未实施：	没有实验室安全手册		
	不适用：	适用于所有实验室		
6. 实验室备有实验室操作手册且工作人员知晓其内容	已实施：	实验室备有实验室操作手册，且80%的工作人员知道手册的保存位置及内容	1. 查看手册 2. 询问工作人员	1. 是否有手册： 是 否 2. 工作人员是否知晓： 1. 是 否 2. 是 否 3. 是 否 4. 是 否 5. 是 否
	进行中：	有实验室操作手册，但不在实验室区域存放，＜80%的工作人员知道手册放在哪里及内容		
	未实施：	没有实验室操作手册		
	不适用：	适用于所有实验室		

（二）环境控制指标

指标	回答	定义	方法	结果记录
1. 自然通风：房内两对立墙面上设有开窗/门通风	已实施：	≥80%的实验室房间对面墙上都开门、窗	观察所有结核病实验室	是否门窗通风： 房间1：是 否 房间2：是 否 房间3：是 否 房间4：是 否 房间5：是 否
	进行中：	40%～79%的实验室房间对面墙上都开门、窗		
	未实施：	＜40%的实验室房间对面墙上开门、窗		
	不适用：	实验室采用机械通风		

续　表

指标	回答	定义	方法	结果记录
2. 自然通风：房内可打开窗/门的面积至少达到房间地面面积（长×宽）的20%	已实施：	在所有结核病实验室中进行观察和测量，≥80%的实验室房间符合	测量所有结核病实验室	门窗面积是否达标：房间1：是　否房间2：是　否房间3：是　否房间4：是　否房间5：是　否
	进行中：	在所有结核病实验室中进行观察和测量，40%～79%的实验室房间符合		
	未实施：	所有结核病实验室中进行观察和测量，＜40%的实验室房间符合		
	不适用：	实验室采用机械通风		
3. 自然通风：标识提示开门开窗	已实施：	观察所有实验室，≥80%的实验室房间有开门、开窗标识	观察所有结核病实验室	是否有标识：房间1：是　否房间2：是　否房间3：是　否房间4：是　否房间5：是　否
	进行中：	有相关规定，40%～79%的实验室房间有开门、开窗标识		
	未实施：	＜40%的实验室房间有开门、开窗标识		
	不适用：	实验室采用机械通风		
4. 自然通风：在观察时所有适合打开的门窗都被打开	已实施：	有相关规定的文件，观察所有实验室，≥80%的实验室房间符合	1. 查阅相关文件2. 观察所有结核病实验室	文件名称：是否打开门窗：房间1：是　否房间2：是　否房间3：是　否房间4：是　否房间5：是　否
	进行中：	有相关规定的文件，但40%～79%的实验室房间符合；或无文件，但≥80%的实验室房间符合		
	未实施：	有文件但＜40%的病房实验室房间符合；或无文件，且＜80%的实验室房间符合		
	不适用：	实验室采用机械通风，或评估时门窗不适合打开（如正在使用生物安全柜）		
5. 自然通风和机械通风：相对于户外，没有化学气味或人体气味	已实施：	≥80%的房间符合	在实验室闻气味	是否有气味：房间1：是　否房间2：是　否房间3：是　否房间4：是　否房间5：是　否
	进行中：	40%～79%的实验室房间符合		
	未实施：	＜40%的实验室房间符合		
	不适用：	适用于所有医疗卫生机构		

续　表

指标	回答	定义	方法	结果记录
6. 机械通风和自然通风：在送风口和排气口或开窗处使用发烟设备（例如烟管、香等）观察空气流动情况，可以看到气流，且流向合理	已实施：	在实验室房间内测量的所有开口的空气流向均正确（即进风口有风进去，出风口向外送风，从清洁区流向污染区），且≥80%房间的空气流向正确。	检测所有实验室	是否流向正确： 房间1：是　否 房间2：是　否 房间3：是　否 房间4：是　否 房间5：是　否
	进行中：	40%～79%房间的空气流向正确（即进风口有风进去，出风口向外送风）		
	未实施：	＜40%房间的空气流向正确（即进风口有风进去，出风口向外送风）		
	不适用：	适用于所有医疗卫生机构		
7. 机械通风：有标识提示要保持门窗关闭	已实施：	观察所有实验室，≥80%的实验室房间有保持门窗关闭标识	观察实验室	是否有标识： 房间1：是　否 房间2：是　否 房间3：是　否 房间4：是　否 房间5：是　否
	进行中：	40%～79%的实验室房间有保持门窗关闭标识		
	未实施：	＜40%的实验室房间有保持门窗关闭标识		
	不适用：	采用自然通风		
8. 机械通风：在访查时门窗均为关闭状态	已实施：	有相关规定的文件，且观察所有实验室，≥80%的实验室房间符合	1. 查阅相关规定 2. 观察实验室	文件名称： ———— 是否关闭门窗： 房间1：是　否 房间2：是　否 房间3：是　否 房间4：是　否 房间5：是　否
	进行中：	有相关规定的文件，但40%～79%的实验室房间符合；或无文件，但≥80%的实验室房间符合		
	未实施：	有文件但＜40%的实验室房间符合；或无文件，且＜80%的实验室房间符合		
	不适用：	采用自然通风		
9. 机械通风：定期维护定向风扇和排风扇	已实施：	有相关规定的文件，且有维护记录	1. 查阅相关规定 2. 查看记录	文件名称： ———— 维护记录： 有　无
	进行中：	有相关规定的文件，但没有维护记录或无相关规定的文件，但有维护记录		
	未实施：	无相关文件，且没有维护记录		
	不适用：	采用自然通风		

指标	回答	定义	方法	结果记录
10. 正确使用无遮挡紫外线杀菌灯（根据下面测量结果）	已实施：	按下述要求安装了紫外线灯；且有维护计划及标准操作流程（书面文件）；且有专人负责维护和测量；并有定期测量、维护，及更换记录；且≥80%房间的紫外线灯符合标准紫外线灯要求：安装高度1.8～2.1米，辐照剂量超过1.5W/m³，辐照强度超过70μW/cm²，定期用乙醇清洁擦拭	1. 检测门诊内紫外线灯 2. 查看维护记录	
	进行中：	安装了紫外线灯且40%～79%的房间的紫外线灯符合要求，有专人负责测量及维护，但没有书面的计划或没有记录		
	未实施：	安装了紫外线灯但紫外线灯符合要求的房间所占比例＜40%，没有专人负责测量及维护，且没有计划及记录		
	不适用：	无紫外线灯		
11. 正确使用上层空间紫外线杀菌装置/恒时灯照射灭菌（根据下面测量结果）	已实施：	由专业人员/厂家按要求安装了上照式紫外线杀菌装置；且有维护计划及标准操作流程（书面文件）；且有专人负责维护和测量；并有定期测量、维护，及更换记录；且≥80%房间的上照式紫外线杀菌装置符合标准上照式紫外线杀菌装置要求：上层空间的平均辐照强度30～50μW/cm²，下层空间的辐照剂量每8小时不超过6mJ/cm²。带百叶窗的设备安装高度最低2.4米，不带百叶窗的设备安装高度最低2.7米）如该机构或该病区上照式紫外线杀菌装置安装数量少于5台，则不需考虑符合要求的比例（下同）	查看维护记录	
	进行中：	安装了上照式紫外线杀菌装置且40%～79%的房间符合要求，有专人负责，但没有记录		
	未实施：	安装了上照式紫外线杀菌装置但符合要求的房间所占比例＜40%，没有专人负责，且没有计划及记录		
	不适用：	无上层空间紫外线杀菌装置		

续　表

指标	回答	定义	方法	结果记录
12. 生物安全柜：有过去一年的维护记录及认证记录	已实施：	有定期维护和专业认证的书面文件，有记录且符合要求	查看书面文件和维护记录	是否有检测证书：是　否
	进行中：	有定期维护和专业认证的书面文件，有记录，但证书已过期		是否有维护记录：是　否
	未实施：	没有记录，或记录不符合要求		
	不适用：	没有生物安全柜		

量化测量内容：

最近一次评估通风、标本流动路线是什么时候？

通风：_____　　标本：_____

若采用了机械通风：

· 是否有通风系统维护计划？ _____

· 最近一次维护检查是什么时候？ _____

备注：_____

	房间1	房间2	房间3	房间4	房间5	房间6	诊室7
房间大小：长（m）×宽（m）×高（m）							
开口区总面积（m²）							
总进气流量（或总出气流量）（m³/s）							
每小时换气次数（ACH）							
紫外线灯数量							

如果使用紫外线灯：

· 是否有紫外线灯维护计划？ _____

· 最近一次维护检查是什么时候？ _____

备注：_____

	紫外线灯1	紫外线灯2	紫外线灯3	紫外线灯4	紫外线灯5	紫外线灯6	紫外线灯7
灯高							
功率（W）							
紫外线辐照强度							
平均每天使用时间（h）							
房间大小（m³）							
无遮挡/上层空间紫外线杀菌装置							
使用时间是否超过了设备使用期限？							

如果使用生物安全柜（一个或多个）：

· 是否有生物安全柜维护计划？ _____

· 最近一次维护检查是什么时候？ _____

备注：_____

	生物安全柜1	生物安全柜2	生物安全柜3	生物安全柜4
生物安全柜级别				
生物安全柜类型				
制造商				
型号				
测量到的空气流速（m/s）				
柜外的空气流动方向是否恰当				
柜内的空气流动方向是否恰当				

（三）呼吸防护指标

指标	回答	定义	方法	结果记录
1. 具备医用防护口罩，给所有进行结核病病原学检查的工作人员提供	已实施：	有相关规定的文件，且观察5名实验室工作人员，其中≥80%的实验室工作人员佩戴医用防护口罩	1. 查阅相关文件 2. 观察实验室工作人员	文件名称： _____ 实验室工作人员佩戴情况： 1. 是 否 2. 是 否 3. 是 否 4. 是 否 5. 是 否
	进行中：	有相关规定的文件，但40%～79%的实验室工作人员佩戴医用防护口罩；或无文件，但≥80%的实验室工作人员佩戴		
	未实施：	有文件，但<40%的实验室工作人员佩戴医用防护口罩；或无文件，且<80%的实验室工作人员佩戴		
	不适用：	适用于所有医疗卫生机构		
2. 在过去一年里对工作人员进行了医用防护口罩正确使用方法的培训	已实施：	有相关规定的文件，且询问5位实验室工作人员，其中≥80%的实验室工作人员去年接受过佩戴医用防护口罩的相关培训	1. 查阅相关文件 2. 查看培训记录 3. 询问实验室工作人员	1. 文件名称： _____ 2. 是否有培训记录： 是 否 3. 实验室工作人员培训情况： 1. 是 否 2. 是 否 3. 是 否 4. 是 否 5. 是 否
	进行中：	有相关规定的文件，但40%～79%的实验室工作人员去年接受过佩戴医用防护口罩的相关培训；或无文件，但≥80%的实验室工作人员接受过		
	未实施：	有文件要求，但<40%的实验室工作人员去年接受过佩戴医用防护口罩的相关培训；或无文件，但<80%的实验室工作人员接受过		
	不适用：	适用于所有医疗卫生机构		

指标	回答	定义	方法	结果记录
3. 工作人员可以演示如何正确使用医用防护口罩（如戴上、摘下、气密性检查和存放）	已实施：	结核病实验室工作人员≥80%可以正确演示	随机选5位结核病实验室工作人员演示	实验室工作人员是否可以正确演示： 1. 是　否 2. 是　否 3. 是　否 4. 是　否 5. 是　否
	进行中：	结核病实验室工作人员40%～79%可以正确演示		
	未实施：	结核病实验室工作人员<40%可以正确演示		
	不适用：	适用于所有医疗卫生机构		
4. 过去3个月未发生医用防护口罩供应不足	已实施：	有完整的采购或库存记录，且在过去的3个月中库存充足，且库存状况良好；并询问至少5位实验室工作人员，其中<20%的实验室工作人员认为在这段时间出现过外科口罩库存不足的情况	1. 查看记录 2. 询问5位实验室工作人员	库存记录显示是否有不足： 是　否 实验室工作人员回答是否库存不足： 1. 是　否 2. 是　否 3. 是　否 4. 是　否 5. 是　否
	进行中：	过去的3个月中库存充足，但没有相应采购和库存记录；或现有库存状况良好，但在询问的5位实验室工作人员中，20%～60%的实验室工作人员认为在这段时间出现过外科口罩库存不足的情况		
	未实施：	无采购或库存记录；或现有库存状况不足；或在询问的5位实验室工作人员中，>60%的实验室工作人员认为在这段时间出现过外科口罩库存不足的情况		
	不适用：	适用于所有医疗卫生机构		
5. 实验室工作人员进行有气溶胶产生风险的操作时佩戴医用防护口罩	已实施：	有相关规定要求的文件，且实验室工作人员操作时均佩戴医用防护口罩	1. 查阅相关文件 2. 观察结核病实验室工作人员操作	文件名称： ＿＿＿＿＿
	进行中：	有相关规定的文件，但观察到部分实验室工作人员操作时没有佩戴医用防护口罩		
	未实施：	没有相关文件，或观察到实验室工作人员操作时均没有佩戴医用防护口罩		
	不适用：	适用于所有医疗卫生机构		